頭、あご、首、全身の不調に！解放！頭の無駄力

亞歷山大最高效放鬆法

傳承百年，解決緊張、瞬間抒壓。

20年資[illegible]巧指導教師、
為一萬[illegible]體不適問題

木野[illegible]
黃怡[illegible]——著

大是文化

不當施力，害你頭部白費力

現代社會繁忙，生活中充斥著各種壓力。想必多數人每天早上起床時，常常會感覺身體沉重、精神不濟，整個人很倦怠吧？

明明有好好休息了，但總覺得沒有徹底消除身體的疲勞……為什麼？這極有可能是因為你在生活中不自覺的緊繃，進而造成了壓力，讓我們的頭部（頭腦）白白浪費力氣，也就是不當使力所造成的影響。

頭腦是主宰身體的重要器官。我們所有的情感與思緒都是從腦傳遞到全身，進而產生各種反應。同樣的，身體各部位從外界接收到的所有刺激、訊息，也會傳回腦。也就是說，頭腦是內外各種訊息的集中地，當它處在緊張高

不當施力，害你頭部白費力

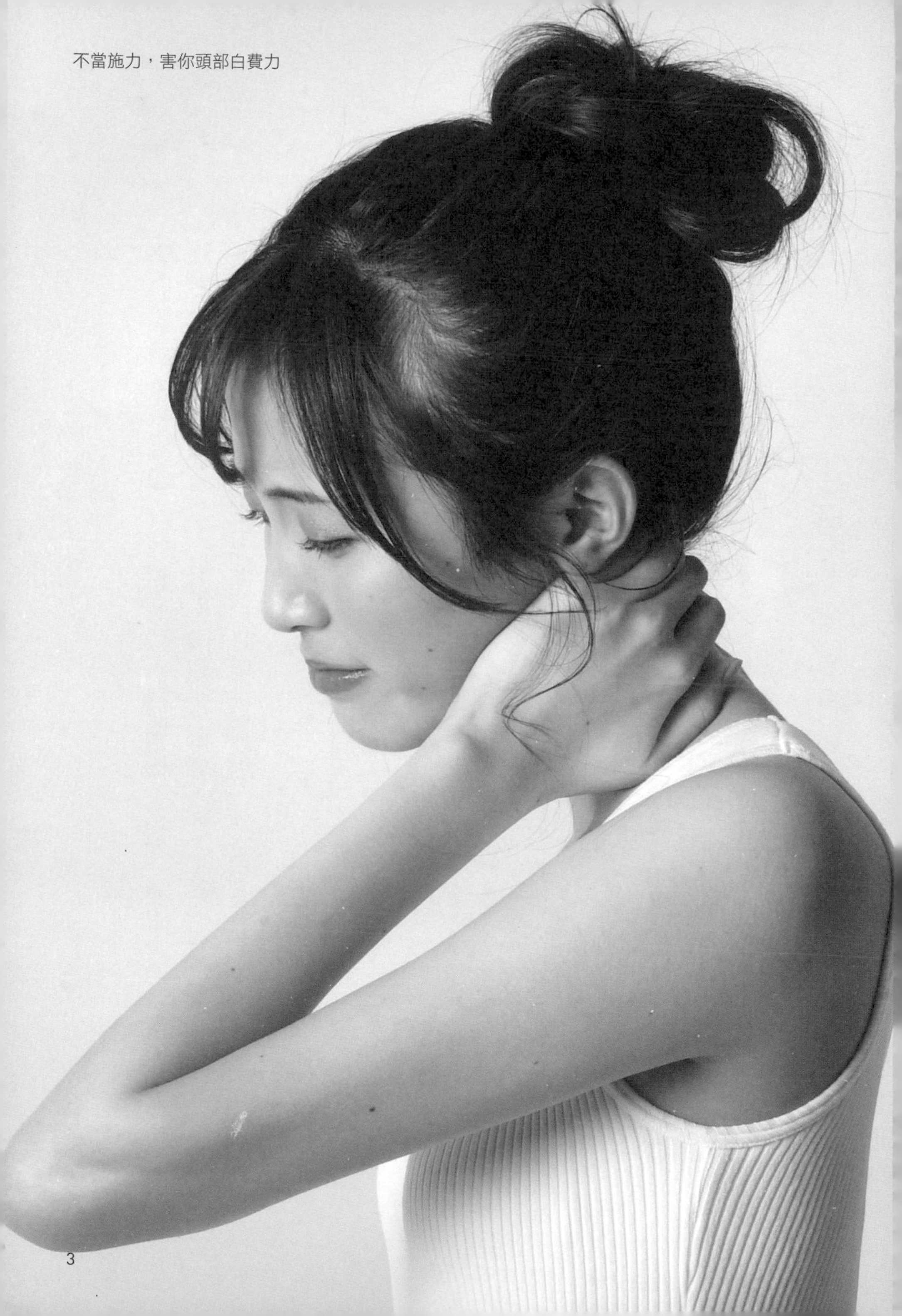

壓的狀態時，會影響到身體其他部位，進而當機。另外，頭本身的重量、我們每天行動的姿勢、動作等，也會對頭腦產生影響，進一步左右我們的情緒。

這種不自覺緊繃的壓力即等於是頭部白費力，就是引發我們身心疼痛與不順的主要原因！

你會累，是因為聳肩

頭部白費力，具體來說是什麼？簡單來說，就是聳肩（縮起脖子）時產生的壓力。

當我們聳肩時，會縮起後腦及後頸，肩膀會抬高，頭的位置會稍微往前偏，下巴也會隨之抬高。伴隨著這樣的動作所產生的壓力，就是頭部白費

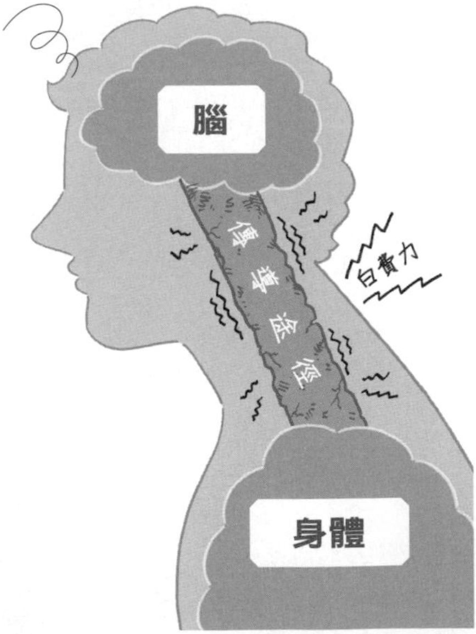

力。本書會詳細解說，聳肩不只是日常生活中會有的個人習慣；人類出於防衛本能、感受到壓力時，也會不自覺聳肩。

聳肩容易錯開頭與後頸的位置、拉開距離，於是潛意識產生的壓力傳導至全身，引發身心靈各種不舒服。另外，脖子是連結頭腦與身體的重要部位，重要的血管、神經都分布在脖子裡，而頸部血路暢通，才能輸送腦部需要的營養、氧氣；神經反應等傳導，也與脖頸息息相關。頭部白費力會使脖子周圍的肌肉變僵硬，導致血流不順，身體各部位也因此不舒服（見下頁圖）。

不自覺聳肩，使後腦及後頸處在壓力緊繃的狀態，這就像全身被鎖起來，因此限制身體機能。為了改善身體的疼痛與不順，第一步就是調整姿勢、改變行為，才能徹底釋放身體壓力。

每個人的一舉一動，都是經年累月下來養成的習慣，很難改變。必須從觀念開始導正，讓自己發自內心去改變行為，就像改寫、重組電腦程式一樣。要改寫程式，就必須清空目前為止的所有認知，重新寫入正確內容才行。

為此，我們必須重新了解頭的構造及機能，學習基本知識，作為改善身體的第一步。基本上，我們大多數人在日常生活中，都不太會注意到頭部及身

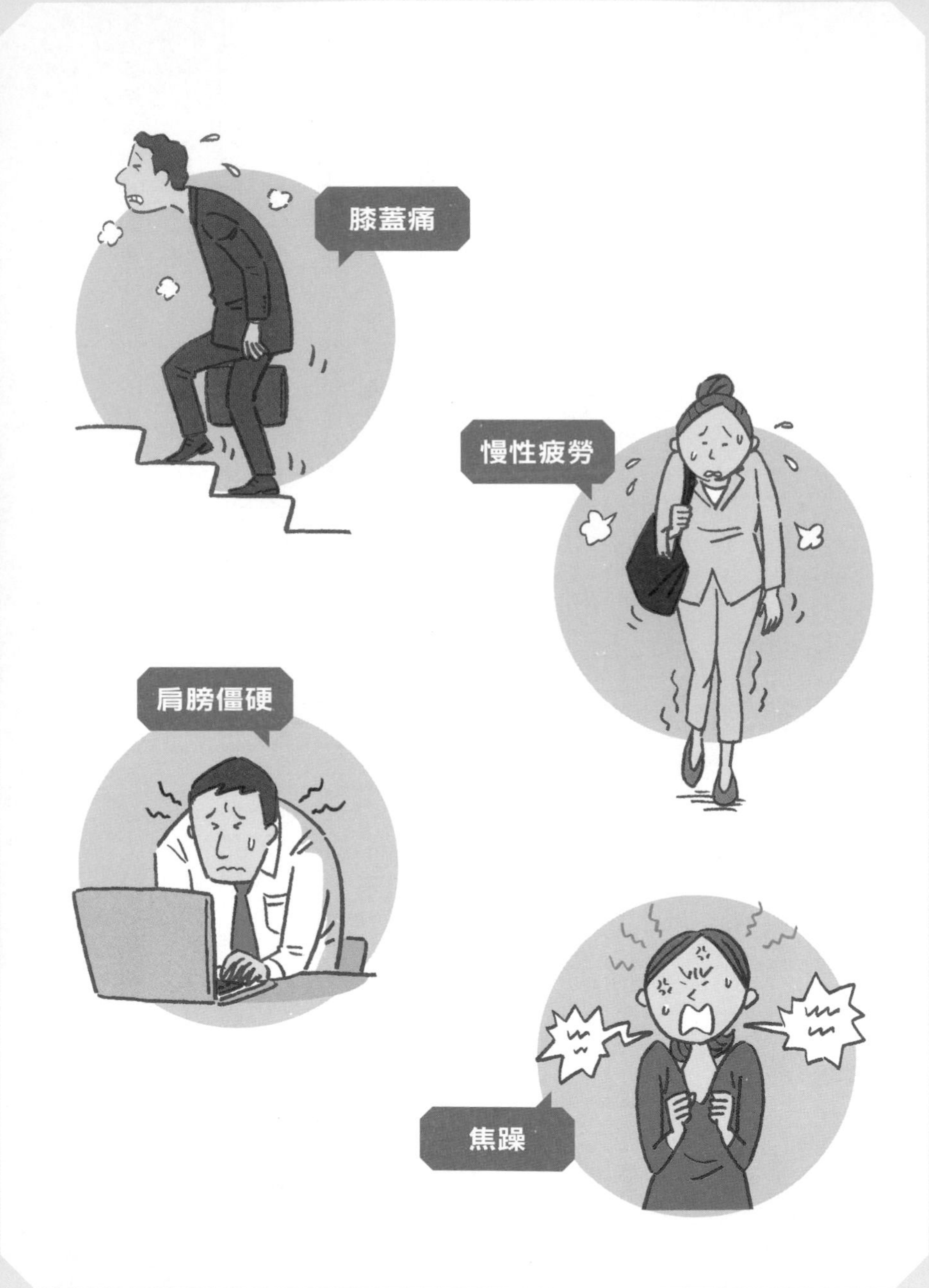
膝蓋痛
慢性疲勞
肩膀僵硬
焦躁

體的構造及機能，甚至可以說是遲鈍，更不用提有些人似懂非懂，殊不知有可能是錯誤認知。

本書以讓身體重開機為出發點，藉由全面調整身體姿勢及行為動作，讓頭部不再不當施力。只要徹底執行，相信一定能讓身心靈的機能調整至最佳狀態、改善身體的疼痛與不順。

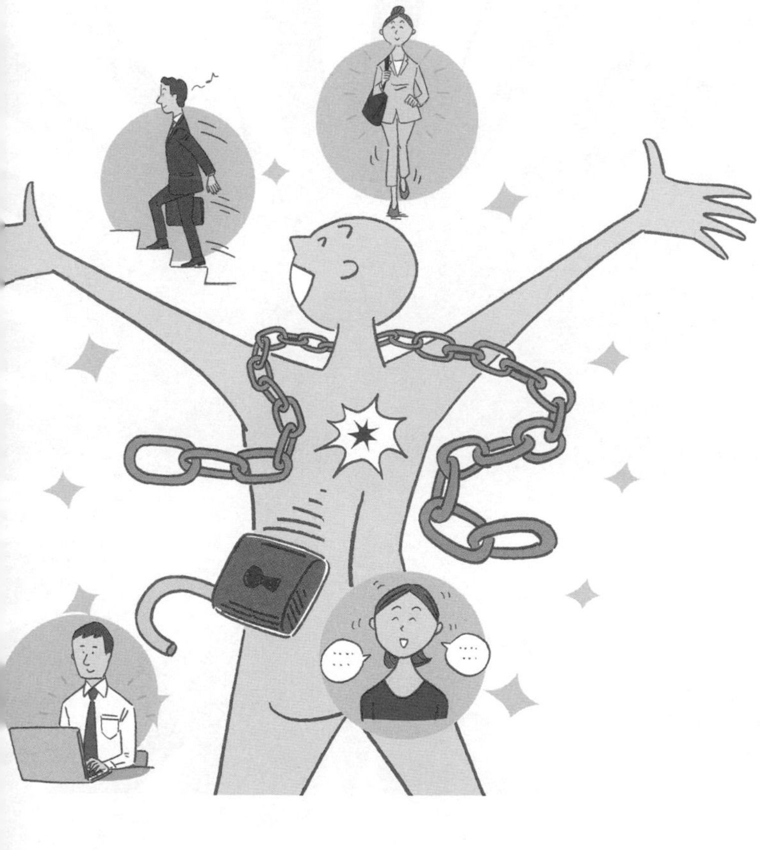

感受一下什麼叫頭部白費力

當我們縮起脖子時，頭就會白費力，這時若是動動身體，例如舉手，就會明顯感覺到卡卡不順。

TRY 1 雙手靠在桌子上，縮起脖子、弓起身體，然後試著舉手看看。

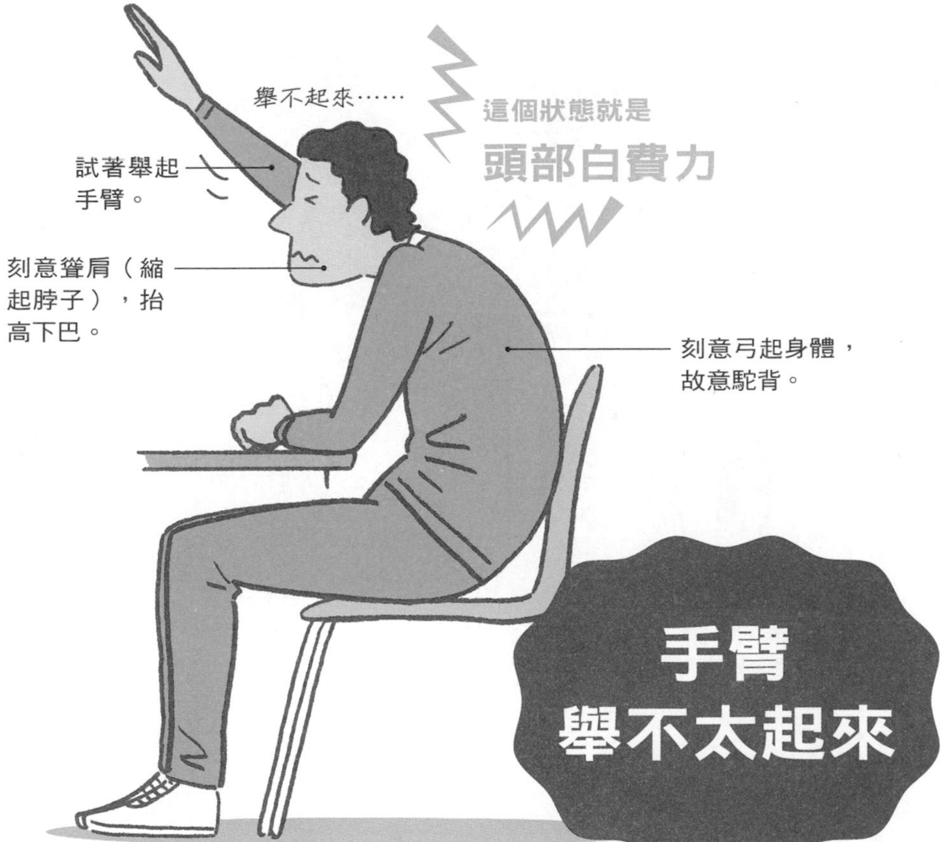
舉不起來……
這個狀態就是
頭部白費力
試著舉起手臂。
刻意聳肩（縮起脖子），抬高下巴。
刻意弓起身體，故意駝背。
手臂舉不太起來

TRY 2

將背打直，脖子放鬆，讓頭部自然置中持平。

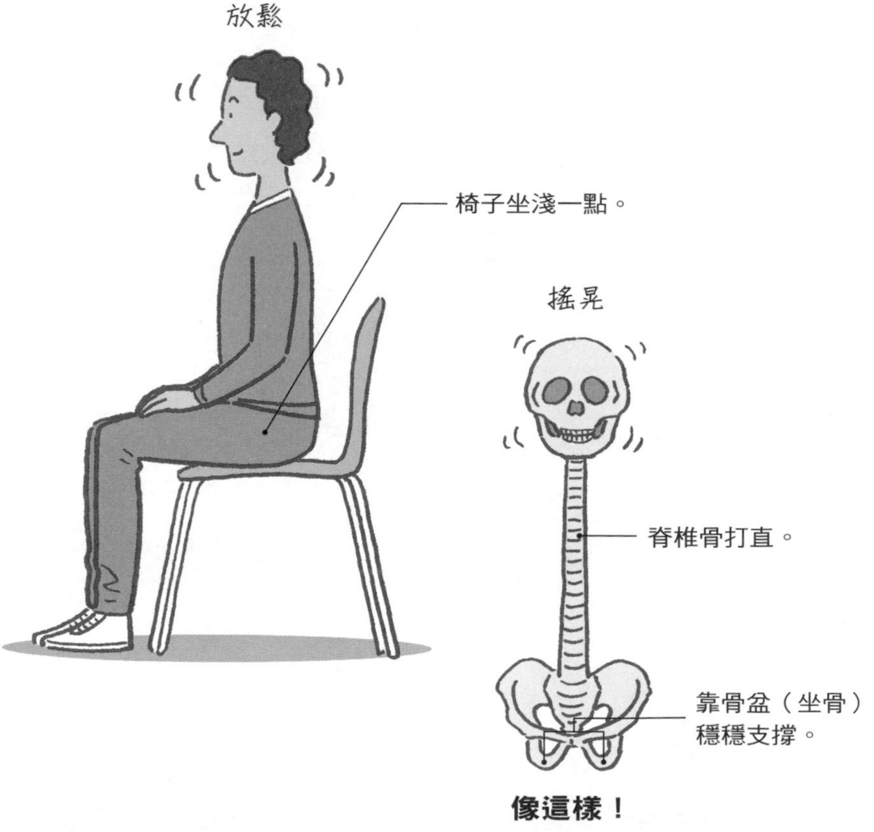
放鬆
椅子坐淺一點。
搖晃
脊椎骨打直。
靠骨盆（坐骨）穩穩支撐。
像這樣！

TRY 3 手臂很容易就可以伸直！

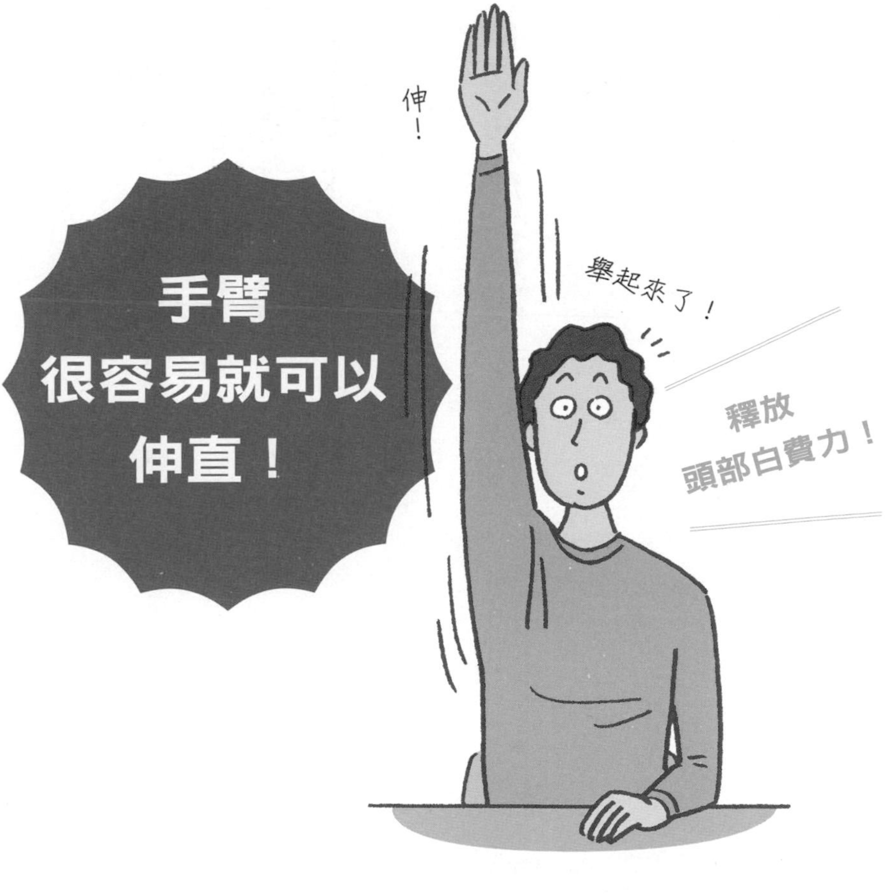
手臂
很容易就可以
伸直！
伸！
舉起來了！
釋放
頭部白費力！

CONTENTS

第1章 最重要卻被忽略的器官：頸椎

第2章

這世界總要我們努力，卻沒說怎麼放鬆

第3章 跟身體的所有不適說掰掰

第4章 醫生看不好的小毛病，通通有解

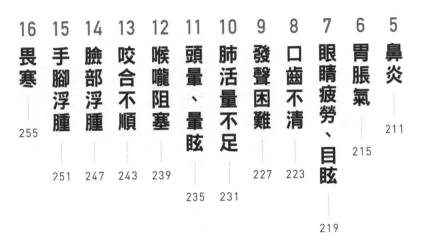

推薦序一

建構「身」與「心」的連結，改善沉重的身體

臺灣亞歷山大技巧訓練學校校長、國立臺灣藝術大學音樂系講師、職能治療師／彭建翔

我與本書作者木野村朱美女士是在二〇一八年共同參加於日本京都舉辦的ATI（Alexander Technique International）年會上認識的，在會議期間，她帶著親手製作的和菓子以及現磨抹茶，招待來自世界各地的亞歷山大技巧（Alexander Technique）夥伴們，讓與會者深深體驗到日本親切的待客之道。

該次會程中，日本教師們呈現了許多運用在日本文化中的亞歷山大技巧，

例如：穿著和服時的坐姿、站姿及走路方式。更令人驚訝的是，木野村女士還是位弓道高手，她也向大家展示了將亞歷山大技巧運用在弓道上，令人印象深刻。

在亞洲國家中，日本的亞歷山大技巧教師為數最多（按：臺灣目前合格的亞歷山大技巧教師大約僅十位上下，亞歷山大技巧教師的訓練，需要三年共一千六百個小時的全職受訓才能完成），亞歷山大技巧是一百多年前，由澳洲莎士比亞獨白劇演員斐德列克・馬薩爾斯・亞歷山大（Frederick Matthias Alexander）研究發展出來的一套身心技巧，主要在教導人們如何覺察自己的身心狀態，並改善身心的使用方式，以呈現最有效的身心表現。

亞歷山大技巧一開始是在表演藝術的領域，幫助表演藝術的從業人員，不但能夠避免職業傷害，進而能更增進表演的專業技能。

近年來，對於許多慢性身體使用上產生的身心問題，如本書第三章中所提及身體各個容易不適的部位，二〇〇八年《英國醫學期刊》（*British Medicine Journal*，簡稱BMJ）也發表過，證明亞歷山大技巧對背痛病患者有顯著幫助的研究。

亞歷山大技巧不是一門容易透過口語或文字敘述表達的專業，在亞歷山大技巧專業領域的討論中，如何透過精確的敘述來描述、教導，甚至推廣亞歷山大技巧，一直以來都是這個專業領域教師們熱衷的議題。

本人於二〇〇六年完成亞歷山大技巧教師培訓，回臺推廣亞歷山大技巧至今，也體會到推廣這項專業的困難。

如同大多數的亞歷山大教師，我也深切感受到木野村女士在推廣亞歷山大技巧上的熱情，她在前一部著作《疲勞身體的省力圖鑑》，及本書的前半部，採用許多淺顯易懂的手繪圖畫及圖說，深入淺出的介紹以下各項亞歷山大技巧專業中所強調的重點：

1. 身心的覺察（Mind-Body Awareness）。
2. 透過調整頭、頸、軀幹的良好平衡，達到舒適穩定的姿態（基礎控制，Primary Control）。
3. 克制習慣反應（Inhibition）。
4. 意向引導（Direction）。

5.身心協調性（Psycho-Physical Coordination）。

此為木野村女士的第二本著作，相較於前一部作品《疲勞身體的省力圖鑑》，這本書的特色，是介紹如何運用亞歷山大技巧，來解決一般人容易遇到的身心問題。

本書增列了真人模特兒示範的照片，讓一般民眾更容易親近這門專業，也能更明白許多身體不適的問題，都是來自於長期錯誤使用我們的身或心所造成的，如果要真正解決問題的根本，唯有改變自身的習慣，才能達成。

書中加入與解剖學專家對談的紀錄，顯示出目前許多主流醫學，只針對症狀緩解或治療的方式，其實無法根本解決問題，如果沒有有效教導人們檢視自身，並進一步處理或改善自我日常身心的使用習慣，問題還是會持續出現。

身為職能治療師的我，在臨床工作中深深體會到，雖然目前大多數醫療專業，都有教導從業人員必須提醒患者，平常就要時時注意觀照自己的身心健康，但似乎以目前的醫療環境，並不容易做到，直到我接觸到亞歷山大技巧後，才發現這項技巧是讓現今醫學更加完整的一塊拼圖。

最後，如同本書前言中提到的，希望讀者們能透過這本書，逐步連結身心，進而改善沉重的身體。

推薦序二

良好的姿態與動作，讓身體不再疼痛

超越復健診所副院長／涂俐雯

記不記得小時候長輩們總是要我們坐好坐正，抬頭挺胸，不要垂頭駝背，以前總覺得這些大人們的嘮叨，只是為了要小孩子姿勢不要醜，要好看而已，然而，其實這些叮嚀背後都有更重要的意義。

筋膜肌骨的疼痛雖然不像內科疾病那樣危險或致命，卻是人類最普遍的問題。日常生活中，許多人都長期被這些不舒服的感受所擾，例如頭皮肩頸緊繃、背部痠疼、關節脹痛等，而大部分都沒有辦法確切找出當初發生的原因或時間點，大多數人只知其痛，不知為何而痛。

在醫學上，我們極力的想在身體上找到病灶，但最後往往發現，這些疼痛並不是單純因為哪條肌肉拉傷，或者哪個關節發炎，許多慢性疼痛追本溯源，都跟姿勢不良有關。因此，我們常常會教導病人什麼才是正確的姿勢、什麼才是省力的動作模式。

病人在調整姿態之後，會越來越好，身體如果處於正確的姿態，肌肉就不需要白費力去支撐不良姿勢，這樣一來，肌肉就可以有足夠的時間放鬆喘息，不會那麼容易發炎，肌筋膜的疼痛自然也就跟著緩解。因此，矯正姿勢且改正動作模式，甚至比訓練肌肉提升肌力，更能有效緩解疼痛。

然而，在指導病人矯正姿態的過程中，最讓我們驚訝的是，許多人並不知道什麼樣的姿勢才是對的，因為課本裡只有教授人體的生理知識，例如肝、心、脾肺、腎等臟器的功能，呼吸系統、循環系統與神經系統等，卻缺乏了可以避免或減輕身體疼痛的相關健康教育知識，例如，什麼姿勢最不會讓肌筋膜發炎、什麼活動方式最不會造成關節耗損、哪種姿勢會讓身體與心理能放鬆自在；在身體某部位覺得緊繃痠痛的第一時間，有哪些方式可以先自我放鬆跟調整等。如果每個人在小時候就學習到這些概念，便能隨時關注自己，調整保持良好姿勢，那麼未來每個成年人或老年人，就可以大幅降低筋骨疼痛的機率。這些沒有寫在健康教育課本裡面的知識，其實非常接近所謂的「亞歷山大技巧」，也就是這本書中分享的概念。

先看清楚自己目前的身體狀態，充分理解自己的身體姿態跟動作模式，接下來，學習什麼才是正確的姿態，以及良好的動作，再慢慢引導自己往正確良好的方向趨近，一步一步改正不良姿態，我們也就能慢慢遠離疼痛。

推薦序三

喚醒自己最輕鬆、最自由的模樣

物理治療師、尼西健康小學堂共同創辦人／白凱瑩

我推薦想要更省力的使用身體，或是正在為自己的身體疼痛緊繃感到困擾、無所適從的人來閱讀這本書。

是時候來認識身體運作的原則和奧祕了！透過本書作者深入淺出的解釋，可以幫助大眾了解身體運作！明白頭部的位置，如何影響身體其他各個部位的連動？又如何在我們不自覺的狀況下，造成肌肉緊繃？甚至是如何影響我們情緒的反應？還可以了解在坐姿、站姿、走路時，用什麼樣的思維概念，能更輕鬆的使用身體？坐姿、站姿、走路，是一般生活中常會使用到的姿勢和動作，

書中提出很實用的使用方法與意象概念，幫助讀者找到最自然的身體使用方式，清楚的講解與照片，十分生動易懂。

作者木野村朱美是「亞歷山大技巧」的專門指導老師，作者的背景，讓我特別期待書中提到的身體使用方法與動作說明。

亞歷山大技巧是身心學領域中影響非常廣泛而深遠的技法。我是在臺東的身心動作教育學會的年度大會上認識身心學，後來跟著身心動作教育學會的美珠老師的經驗解剖系列課程，透過想像與理解，改變看待身體的方式，使用身體不一樣動作的感觸，體驗到身體不同層次的觸碰，放掉緊繃、身體更輕鬆，這都讓我好驚奇！我也是在此地第一次聽到亞歷山大技巧，這些實際體驗在我的職涯中極為重要，它帶給我看待身體細膩的理解，和更多感受層面的同理。

忙碌的生活型態、錯誤不得其法的身體使用方式，常常會讓人身體疼痛不舒服，沒辦法專注在想做的事情上，感到沮喪、萌生無力感、焦慮甚至人生失控。「頭部位置偏移，大腦就會不安（儘管我們沒有自覺）、產生壓力，導致全身肌肉也跟著緊張，進而累積壓力，再引發挫折感，讓我們身心變得焦躁。」作者指出，那些感到焦躁的日子、煩躁不安的狀態，起因是來自於身體姿勢，特別是頭部姿勢的歪斜。這個觀點也在許多和我上身體課的客戶身上得到印證，常常會看到因為歪斜不對稱，加上長時間使用身體，造成頸部周圍不適，觀察到頭部偏移，也在言談中觀察到客戶工作與生活的壓力。

我們的身體有一本使用說明書，依照身體運作的原則使用，可以事半功倍！期待每個閱讀本書的讀者，都可以擁有看待身體的新視野，省去因為不了解身體運作方式而白白浪費的力氣，釋放掉身體、心理的壓力，喚醒自己那個沒有疼痛緊繃，最輕鬆、最自由的模樣。

前言

以解剖學為基礎的亞歷山大高效放鬆法

每天早上醒來，你是否覺得身體依舊沉重、不想動？又或者明明只是坐在辦公室工作，卻感覺身體越來越痠痛、越來越疲勞？我想，身處繁忙社會的現代人，應該都有經歷過上述情況吧。

這大都是因為你的身體不當使力，在錯誤的姿勢上多花力氣，才導致身體不舒服。很多時候，你自以為身體沒在用力，但其實你也沒有正確放鬆。

從小到大，很多人會告訴我們該怎麼動作，卻從來沒有人教過我們該如何放鬆。

試著回想一下，是否從孩提時代開始，父母、長輩，或周遭的人總是一直提醒你：「坐好！」、「抬頭挺胸！」甚至有時候，不管是出自於什麼樣的目的，只要自己做出努力認真的樣子，就能得到周圍稱讚。

即便我們已經長大成人、出社會工作，在職場上仍然聽得到：「要認真啊」、「要專注啊」等話語，也因為身處在這樣的氛圍中，大多數人在上班時，都會坐得端正、打直腰桿，埋頭猛敲鍵盤，或是卯起來寫筆記，從背後散發出一波波「不要跟我說話！我正在忙！」的氣息。

我認為這種過度規範的話語及氛圍，正是造成身體不當使力的原因之一。這種在不知不覺間不當使力，我稱之為白費力。本書將以亞歷山大技巧為基礎，介紹如何真正釋放白費力，放鬆身體。**所謂亞歷山大技巧，大約從一百年前就已經流傳，以解剖學概念為基礎進而發展，目的是讓我們正確使用身體**（按：亞歷山大技巧為十九世紀末二十世紀初，澳洲的莎劇演員亞歷山大出現聲音沙啞以及呼吸問題，卻找不出有效的治療辦法。他經過長期的觀察、分析、研究、實驗，最後發展成流傳百年的亞歷山大技巧）。

我本身以亞歷山大技巧指導教師的身分，將近二十年的時間，為上萬名學員解決身體不適與困擾。其中我最常遇到很多學員對於一些基本概念、動作，都說「我知道、我懂、我會做」，但事實上都似懂非懂、一知半解，用錯誤的方式在行動。

我們在日常生活中的所有行為、思考模式，幾乎都是根據習慣與直覺反應逐步形成，最後就像一套內建在大腦的「程式模組」，當我們接收到外界的刺激、訊息，我們會在不知不覺中，自動執行這套程式模組去應對，也因此對自己身體的長期不當使力、累積潛意識的壓力毫無自覺。為了跳脫無自覺狀態，最重要的是正視自己的行動模組，去理解、挖掘問題並加以改善、修正。

若是一直沒有與自己的身心靈建立正確連結，理解隱藏在身體中的問題訊號，將無法修正錯誤，你的生活自然會充斥各種不順，或是特地花時間運動，也看不到效果，徒增失落。

亞歷山大技巧可以協助你去建立身與心的連結，透過說明、指導、協助等教學系統，讓你察覺身體裡的問題訊號，及時調整與修正，不再受到潛意識壓力的折磨。

若是讀完本書，能夠讓你多少有「我想要更進一步了解！」的動力，願意踏出改變自己的第一步，那將是我莫大的榮幸。

第1章

最重要卻被忽略的器官：頸椎

1 想像把五公斤白米扛在脖子上

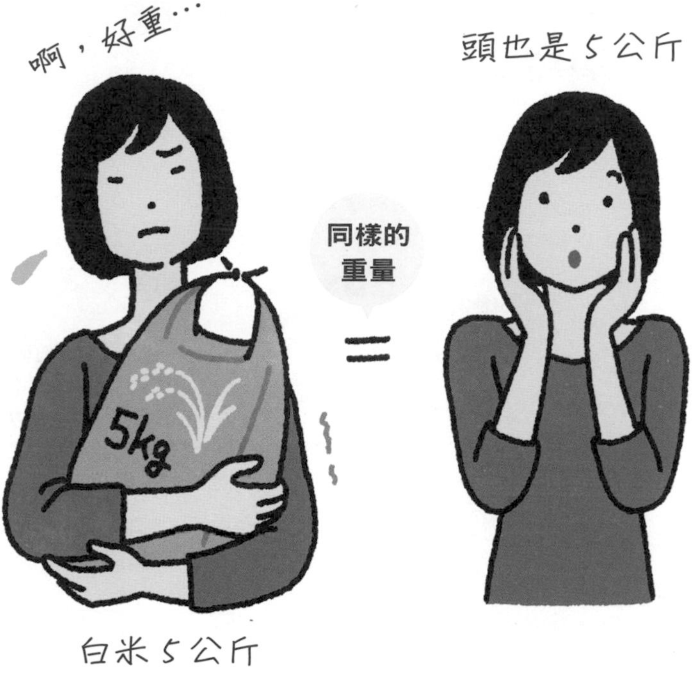
啊，好重…
頭也是5公斤
同樣的重量
5kg
白米5公斤

要解放頭部白費力，首先我們必須重新理解頭部構造。你會驚訝，原來事實與你想的竟有如此大的落差。例如，當你駝背時，駝背聳肩會讓頭往前傾，你肯定想像不到，此時會對頸部造成多大的負擔。

頭的重量約有五公斤。大家試想一下，當你去買了五公斤白米，那沉甸甸的重量，脖子支撐著的重量就是這麼重。日常生活中，大部分的人不太清楚頭的構造，當有機會去認識時，幾乎都會驚呼：「原來頭長這樣子啊！」

常見的錯誤頭部構造認知
〔真相在下一頁〕

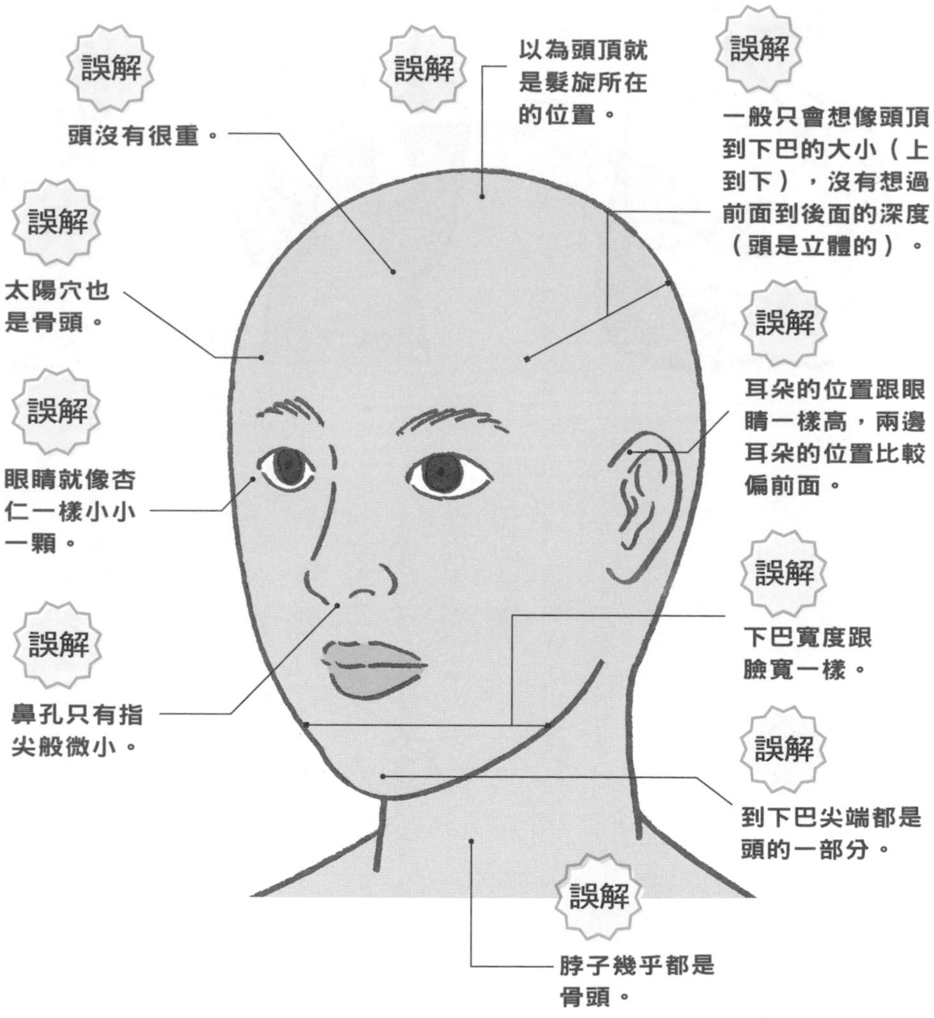
誤解
頭沒有很重。
誤解
以為頭頂就是髮旋所在的位置。
誤解
一般只會想像頭頂到下巴的大小（上到下），沒有想過前面到後面的深度（頭是立體的）。
誤解
太陽穴也是骨頭。
誤解
耳朵的位置跟眼睛一樣高，兩邊耳朵的位置比較偏前面。
誤解
眼睛就像杏仁一樣小小一顆。
誤解
下巴寬度跟臉寬一樣。
誤解
鼻孔只有指尖般微小。
誤解
到下巴尖端都是頭的一部分。
誤解
脖子幾乎都是骨頭。

頭部構造的真相！

認識眼睛、鼻子、耳朵等大小及位置，
了解身體正確施力的方式。

從正面看

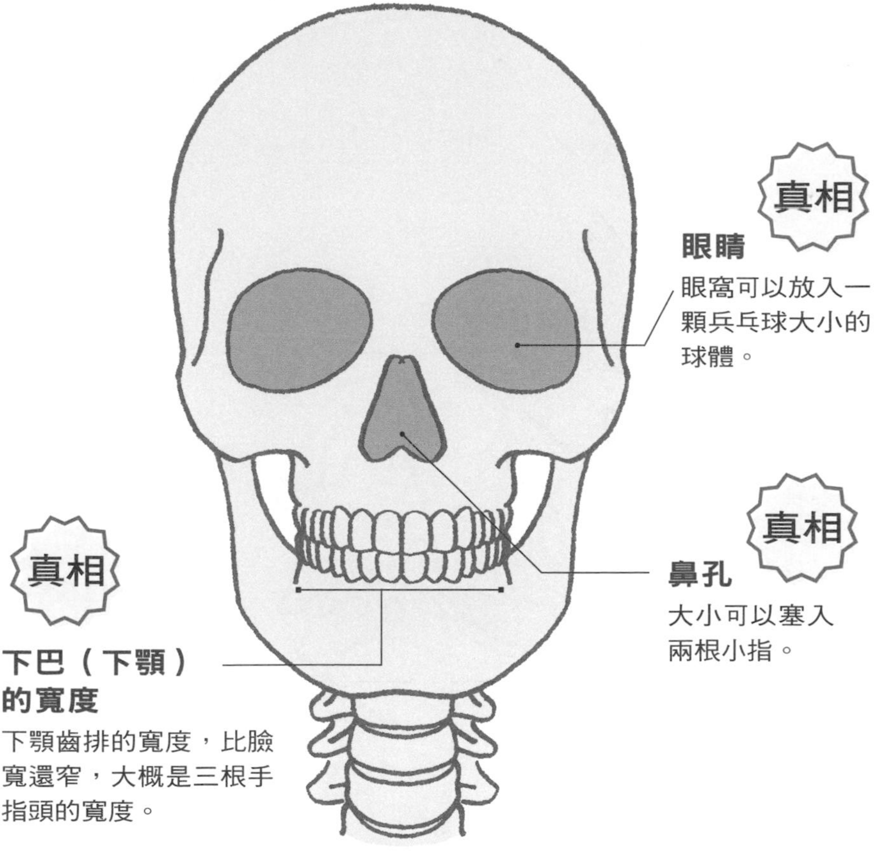
真相
眼睛
眼窩可以放入一顆乒乓球大小的球體。
真相
鼻孔
大小可以塞入兩根小指。
真相
下巴（下顎）的寬度
下顎齒排的寬度，比臉寬還窄，大概是三根手指頭的寬度。

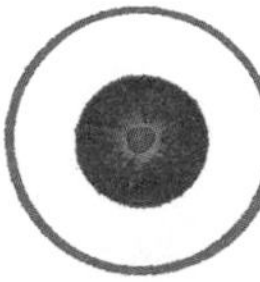

眼球的大小跟乒乓球差不多，且充滿彈性又柔軟。

真相

前面到後面的寬度

頭是立體的，由前到後，寬度約有兩個手掌寬。

從側面看

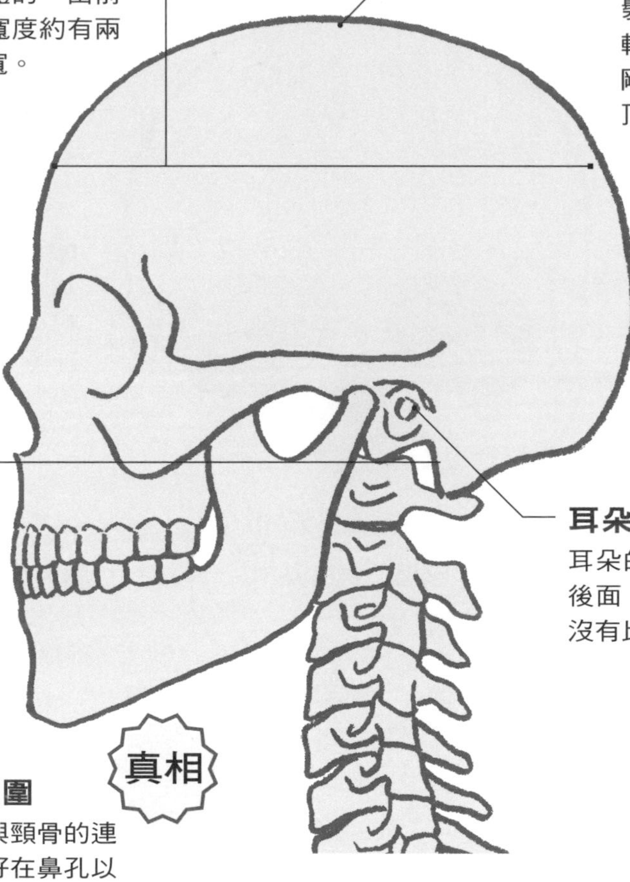

真相

頭頂

髮旋的位置比較前面，不是剛剛好就在頭頂處。

真相

耳朵

耳朵的位置在眼睛後面，位在中間，沒有比較前面。

真相

頭的範圍

頭蓋骨與頸骨的連結處剛好在鼻孔以下，概略來說，鼻孔以下是脖頸，鼻孔以上屬於頭。

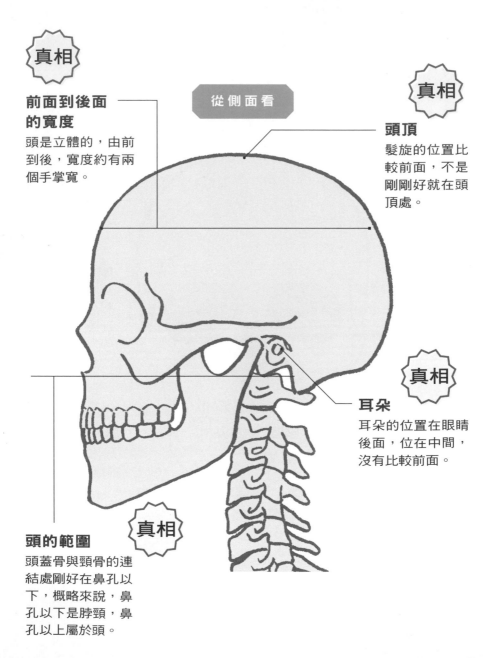

從上面看

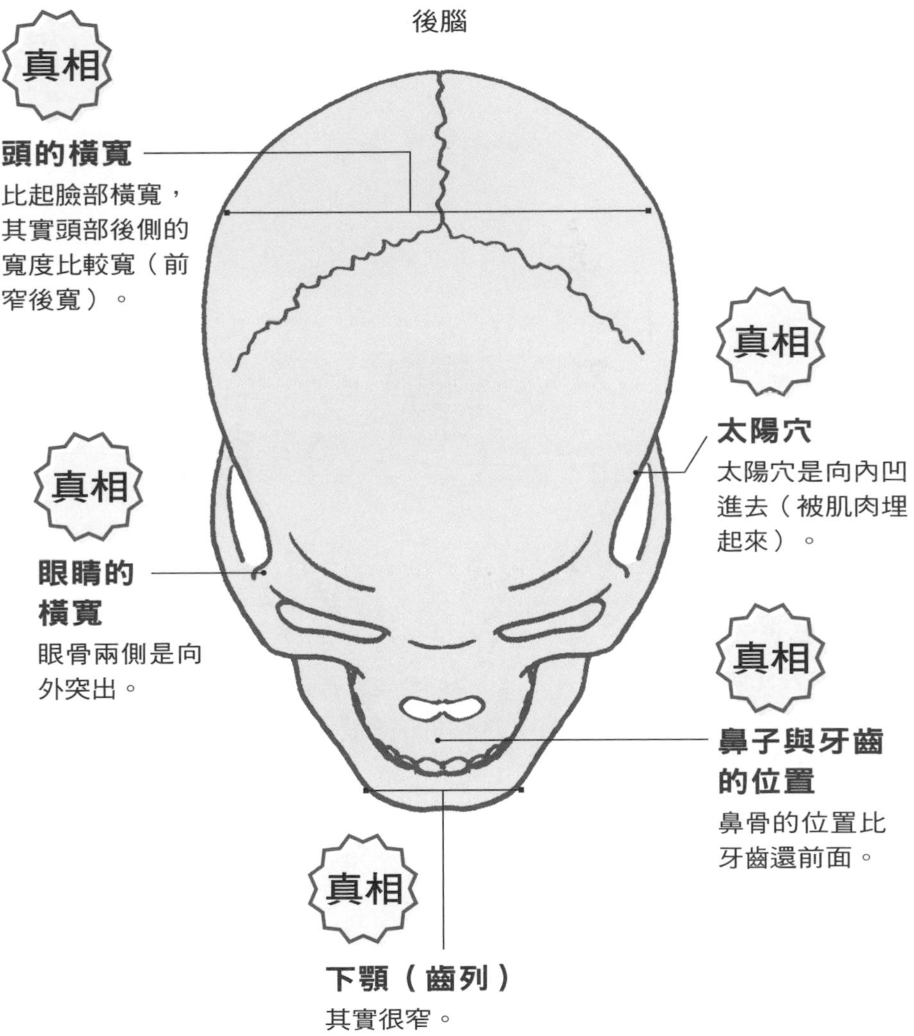
後腦
真相
頭的橫寬
比起臉部橫寬，
其實頭部後側的
寬度比較寬（前
窄後寬）。
真相
太陽穴
太陽穴是向內凹
進去（被肌肉埋
起來）。
真相
眼睛的
橫寬
眼骨兩側是向
外突出。
真相
鼻子與牙齒
的位置
鼻骨的位置比
牙齒還前面。
真相
下顎（齒列）
其實很窄。

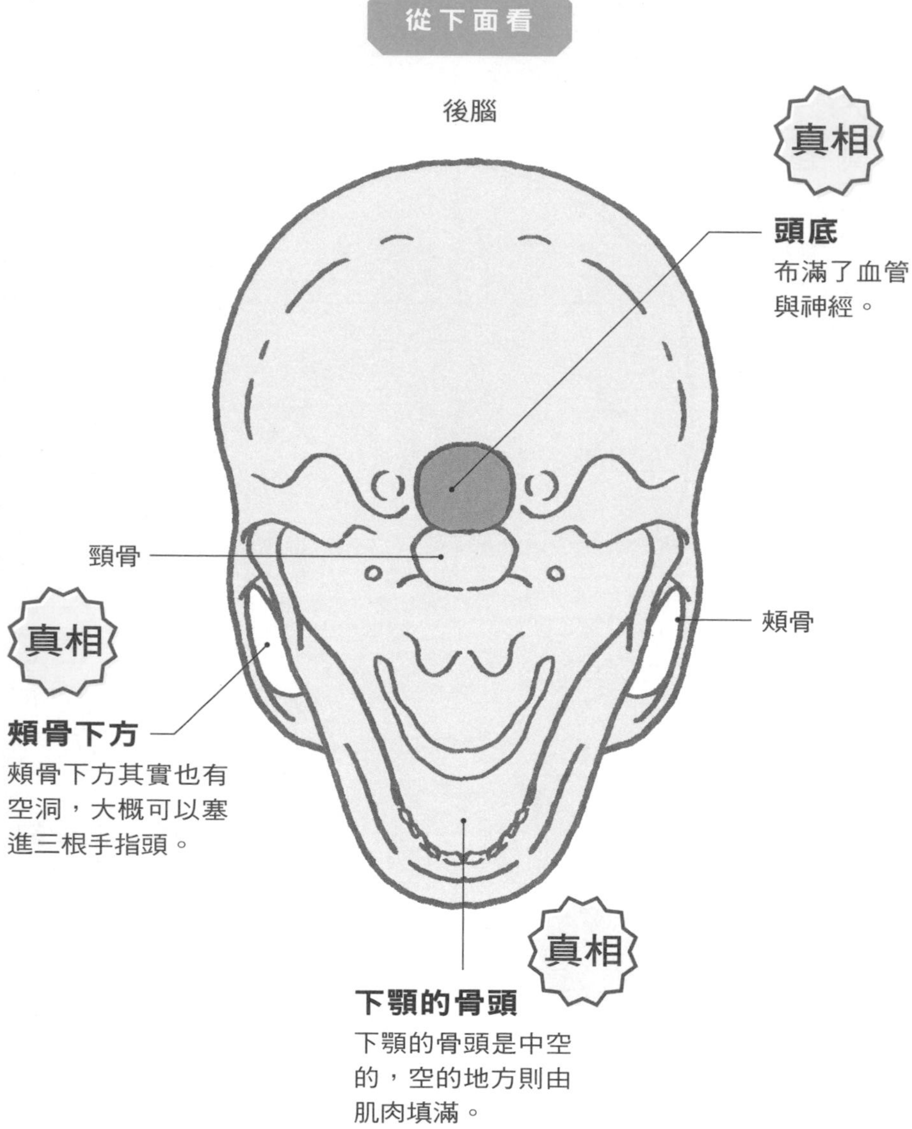
從下面看
後腦
真相
頭底
布滿了血管
與神經。
頸骨
顴骨
真相
顴骨下方
顴骨下方其實也有
空洞，大概可以塞
進三根手指頭。
真相
下顎的骨頭
下顎的骨頭是中空
的，空的地方則由
肌肉填滿。

2 頸椎緊繃，氣血就會卡住

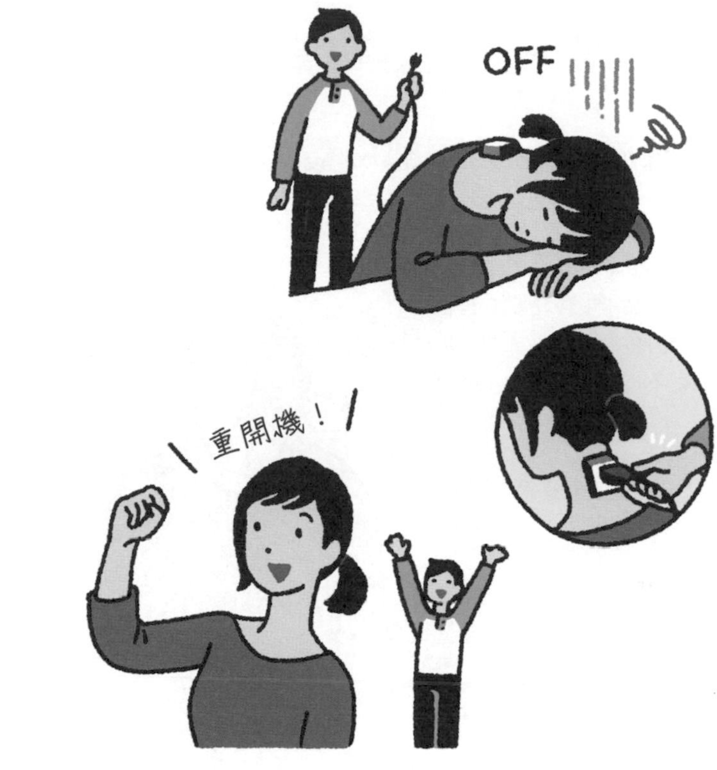

頭骨與頸骨的連接處、接近後腦勺的地方，就是頸椎。這個部位若是縮起來、變僵硬的話，就會囤積白費力。

頸椎可說是全身的總電源，太過緊繃的話，會讓身體卡卡不順，肢體動作受限，加上脖子是連接頭與身體的重要部位，也是傳導途徑。血液、氧氣、大腦指令等，都必須通過傳導途徑。若是頭部白費力大量囤積在這裡，將會阻塞不順。此時若不能重新開機，身體自然無法正常運作。

縮脖聳肩，身體容易當機

縮脖聳肩 ＝ 頭部白費力！

當我們頭朝下、往後轉的時候，脖子會很自然的縮起來。就如同第 9 頁的說明，脖子縮起來，會限制到做其他動作，整個身體都卡卡不順。

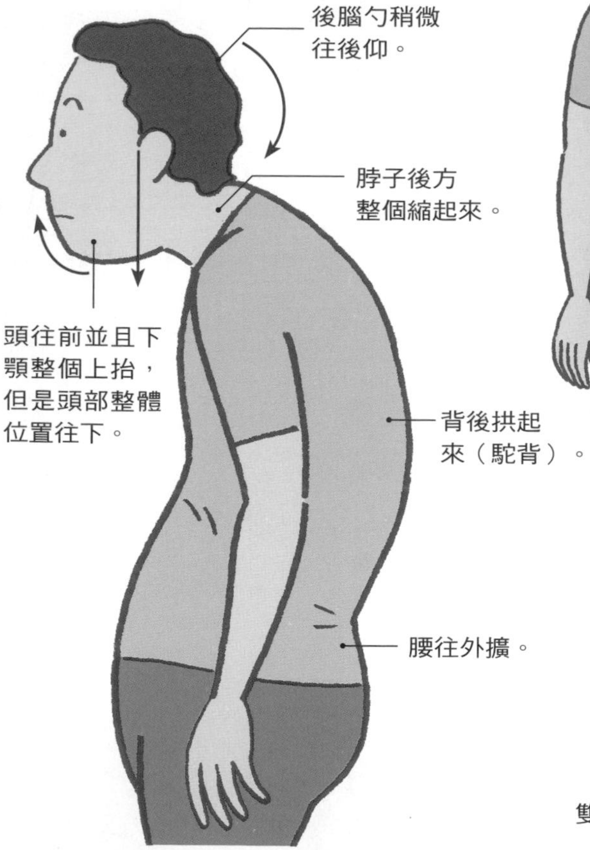
後腦勺稍微
往後仰。
脖子後方
整個縮起來。
頭往前並且下
顎整個上抬，
但是頭部整體
位置往下。
背後拱起
來（駝背）。
腰往外擴。

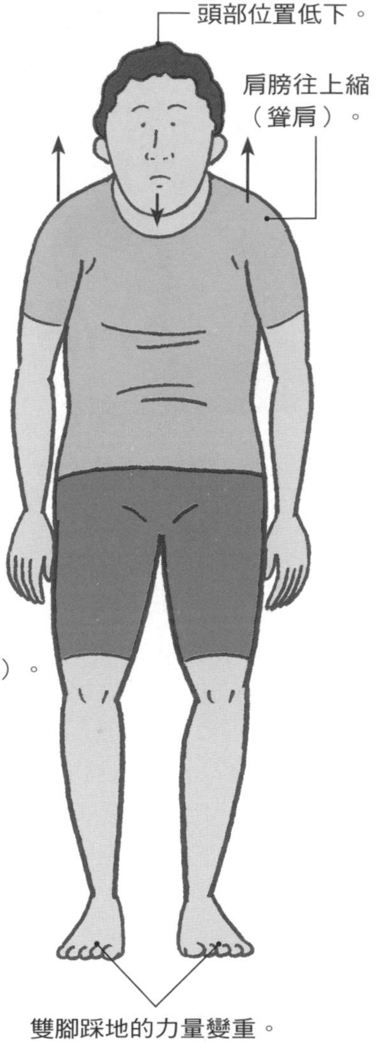
頭部位置低下。
肩膀往上縮
（聳肩）。
雙腳踩地的力量變重。

脖子是連結頭腦與身體的重要部位，是必要的生命傳導途徑。

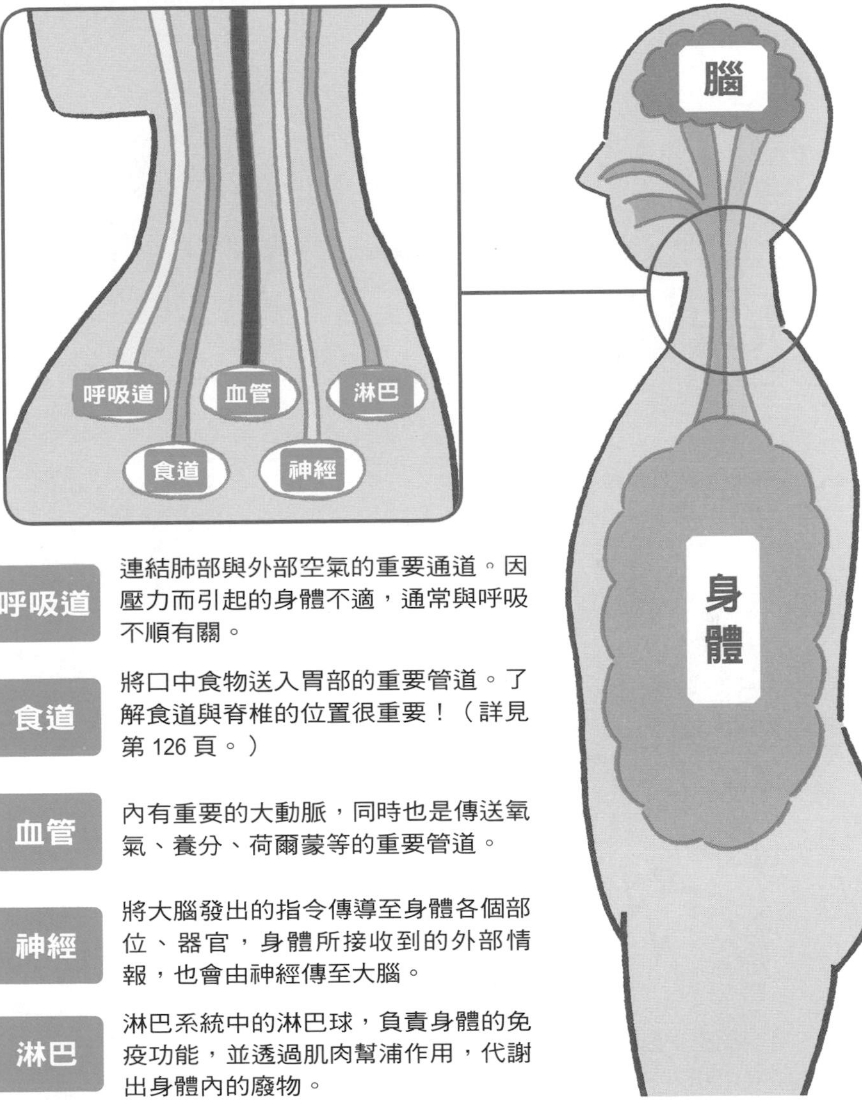

呼吸道 連結肺部與外部空氣的重要通道。因壓力而引起的身體不適，通常與呼吸不順有關。

食道 將口中食物送入胃部的重要管道。了解食道與脊椎的位置很重要！（詳見第 126 頁。）

血管 內有重要的大動脈，同時也是傳送氧氣、養分、荷爾蒙等的重要管道。

神經 將大腦發出的指令傳導至身體各個部位、器官，身體所接收到的外部情報，也會由神經傳至大腦。

淋巴 淋巴系統中的淋巴球，負責身體的免疫功能，並透過肌肉幫浦作用，代謝出身體內的廢物。

開始累積頭部白費力時，身體就會出現各種問題。

壓迫到傳導途徑

頭部白費力狀態

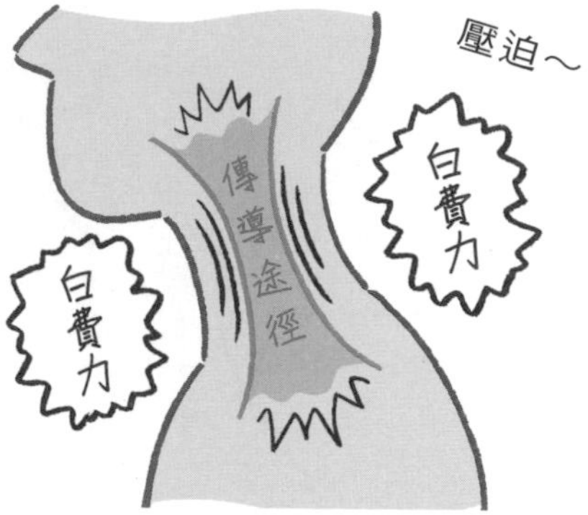

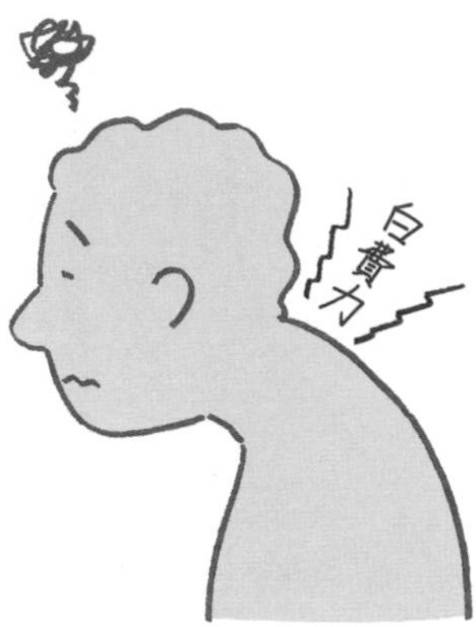

頭部白費力就像在壓迫頸部的傳導途徑。

脖子縮起來，後頸開始緊繃僵硬。

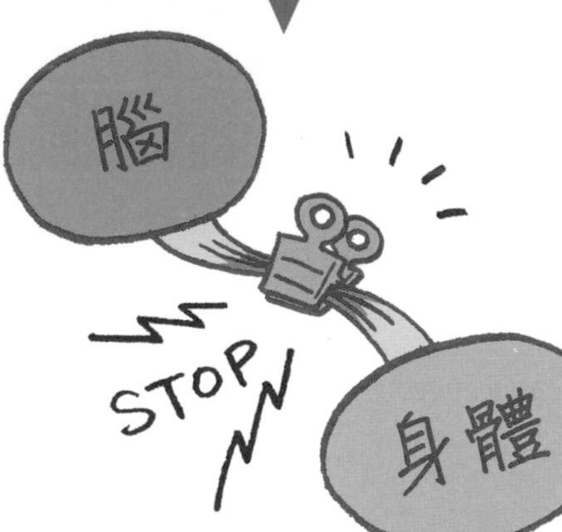

就像夾子緊緊夾住水管中間。

就算有意識的改正姿勢，消除身體的疼痛或不順，但若沒有放鬆頸椎，就像電腦無法重新開機、更新，不能徹底解決問題。

3 縮脖，是壓力下的本能反應

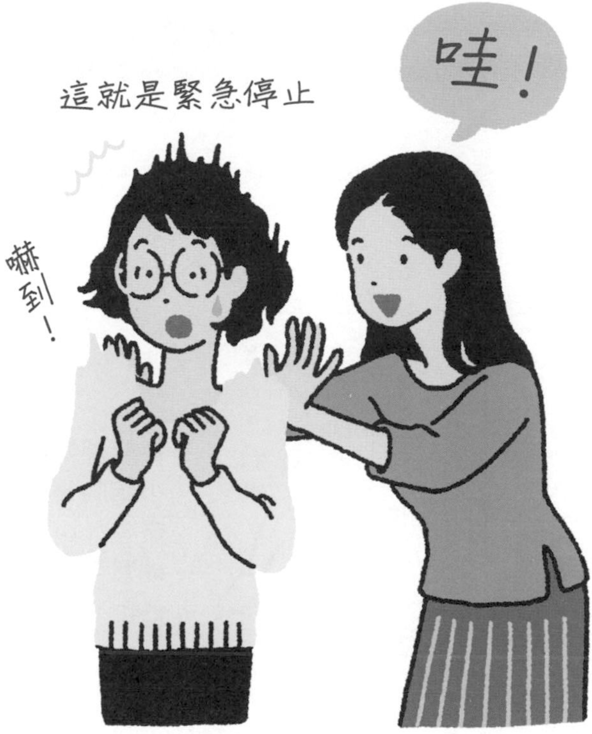

當我們遇上危機，或是被嚇時，會感覺身體從後頸開始僵硬，全身逐漸緊繃。其實這是動物的防衛本能，這個反應的其中一部分被稱為「驚嚇反射」。人類身為生物的其中一個習性，就是面臨危機時，會出於防衛本能，從後頸開始縮起身體，緊繃身體。

當我們面臨巨大壓力，或是處在很嚴重的焦慮狀態下，身體就會引起這種反射反應，不自覺的縮起脖子，產生頭部白費力。

後頸僵硬，是動物為了保護身體。

小貓被貓媽媽咬住後頸，就會停止不動

緊急停止

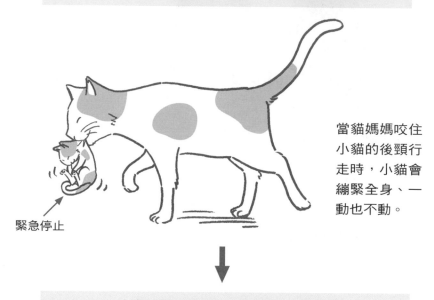

當貓媽媽咬住小貓的後頸行走時，小貓會繃緊全身、一動也不動。

人類受到驚嚇，也是相同原理

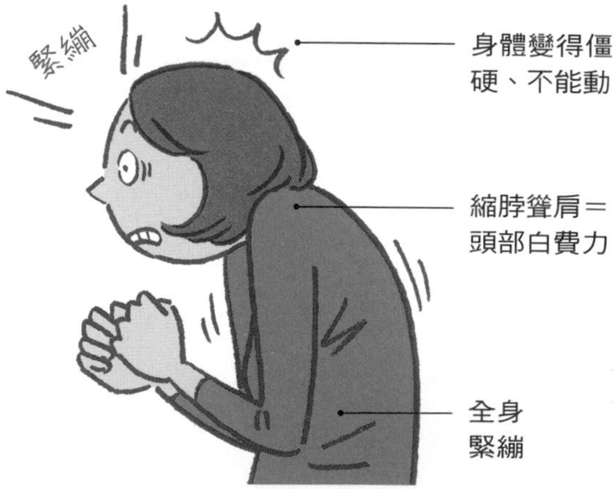
緊繃
身體變得僵硬、不能動
縮脖聳肩＝頭部白費力
全身緊繃

當人類受到驚嚇，或是不安的時候，會不自覺的縮起身體、想要保護自己。這種縮脖聳肩、全身緊繃起來的狀態，會產生頭部白費力。

感受到負面情緒時，也會縮脖

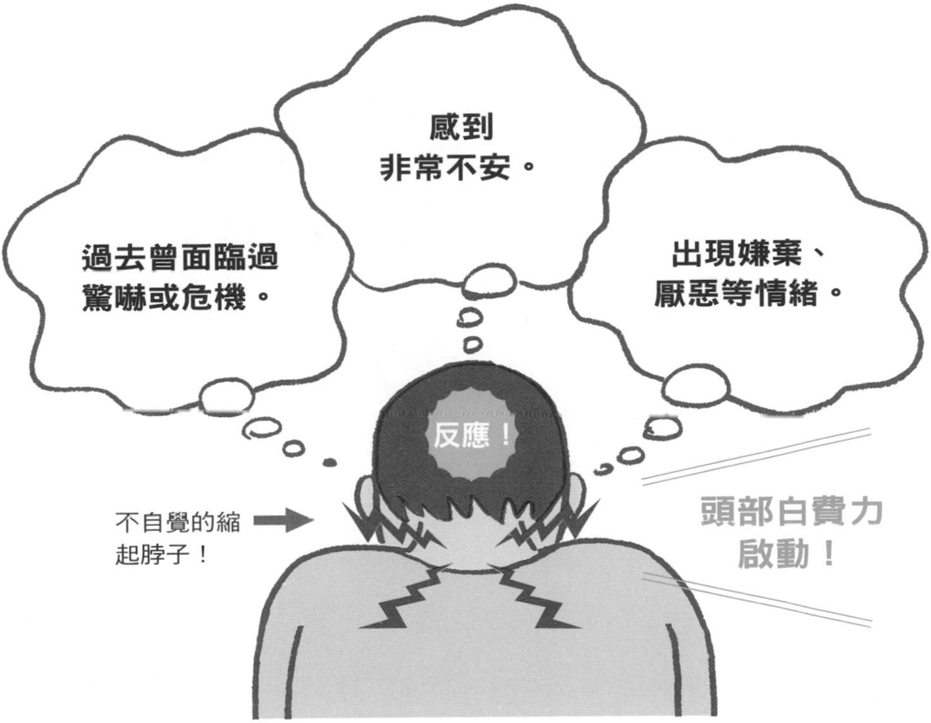
感到
非常不安。
過去曾面臨過
驚嚇或危機。
出現嫌棄、
厭惡等情緒。
反應！
不自覺的縮
起脖子！
頭部白費力
啟動！

縮脖聳肩，姿勢變得僵硬　＝　緊急停止

驚嚇反射，會讓身體不自覺聳肩拱身！

在日常生活中感受到負面情緒時，人體也會下意識產生相對應的反應。察覺到討厭或令人不安的事物時，大多數人會不自覺的縮脖聳肩、拱起身體，這就是緊急停止狀態。

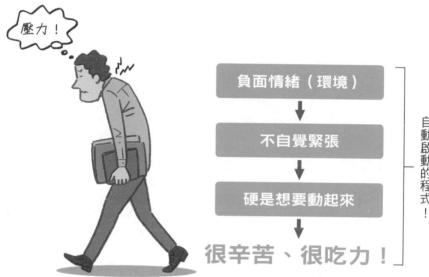

身體在此狀態下硬要動作，反而更吃力

負面情緒（環境）

↓

不自覺緊張

↓

硬是想要動起來

↓

很辛苦、很吃力！

就像是一套自動啟動的程式！

第一步，先學會察覺白費力

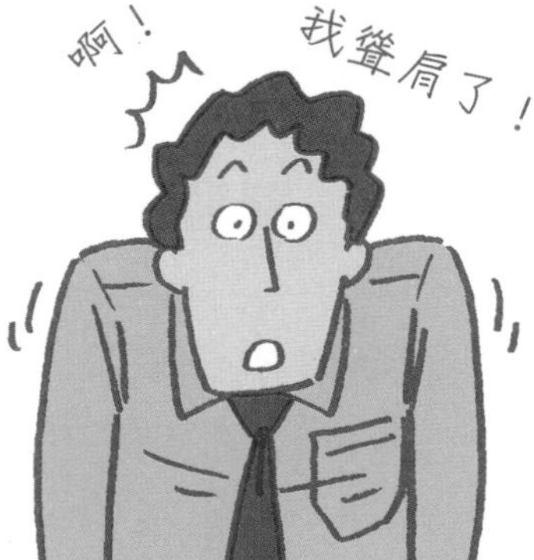

因為壓力，讓身體陷入緊急停止狀態，在這種狀態下硬要動作，只會徒增負擔與疲勞。因此第一步，就是要學會察覺白費力。當我們有自覺，就能看到改善身體的希望之光。

4 近距離用眼，脖子很吃力

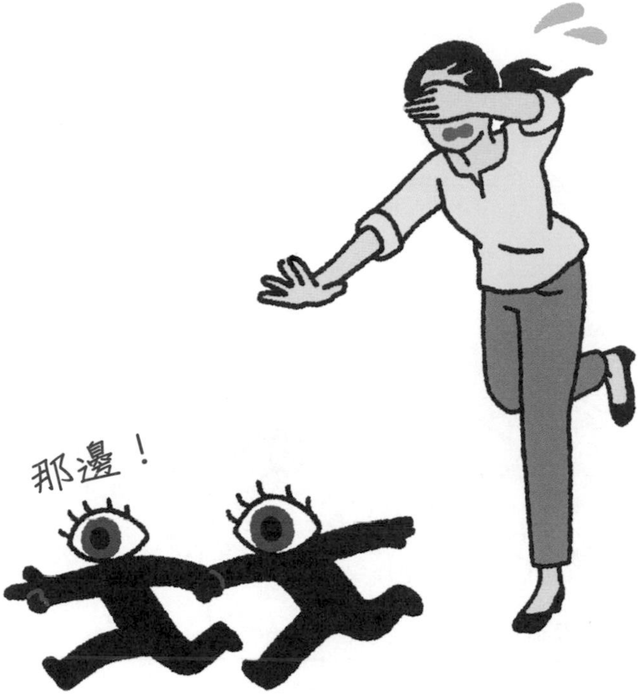

當身體開始動作時，通常會先用眼睛鎖定目標，肢體才會動作。隨著環境都市化，人們越來越沒機會眺望遠方風景，視野範圍也越來越小。平常上班都盯著電腦螢幕，好不容易休息，也是盯著手機看，人們的視線幾乎長時間凝視於一點、近距離用眼過度。

當我們要看清楚眼前的東西時，為了穩定視線，後頸肌肉就會緊繃，目的是為了保持頭頸部不要亂動，但這也表示頭部正在白費力。

現代社會，對眼睛的負擔很重

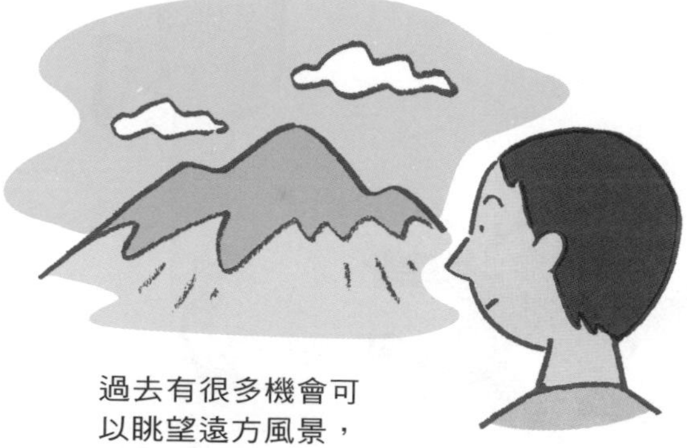

過去有很多機會可
以眺望遠方風景，
讓眼睛放鬆。

↓

現在都是長時間近
距離觀看某一個地
方，消耗眼力。

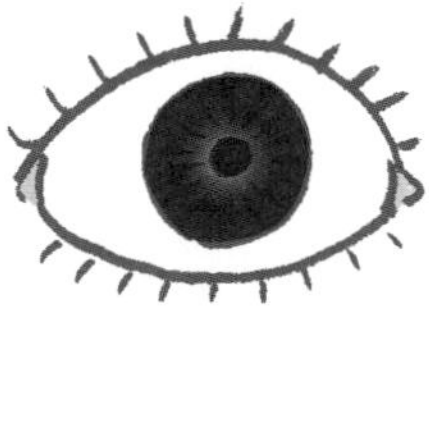

現代環境中都在近距離用眼

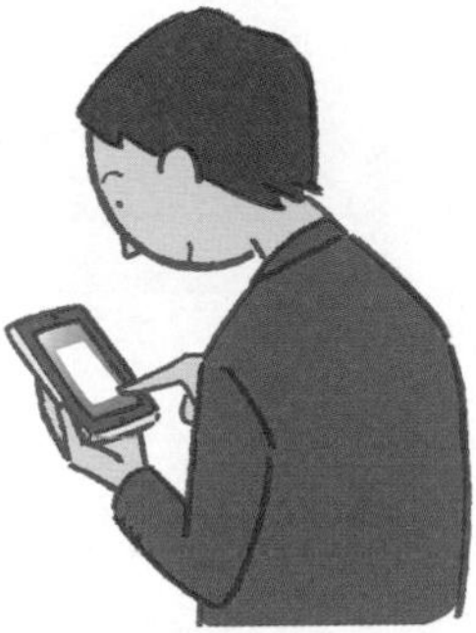

長時間盯著小小的
手機螢幕。

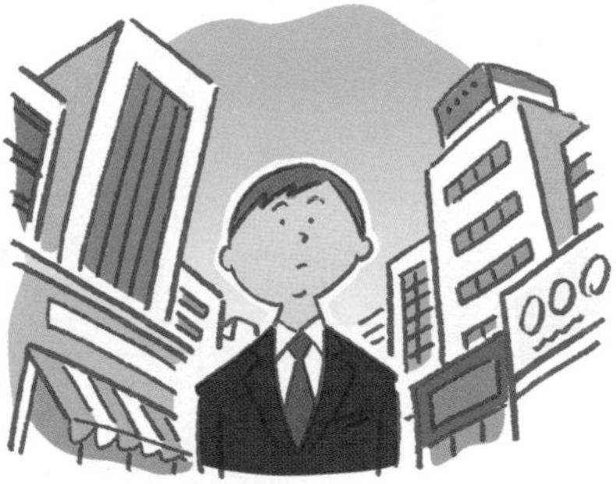

由於都市化，生活周遭的
景色很密集，視野狹小。

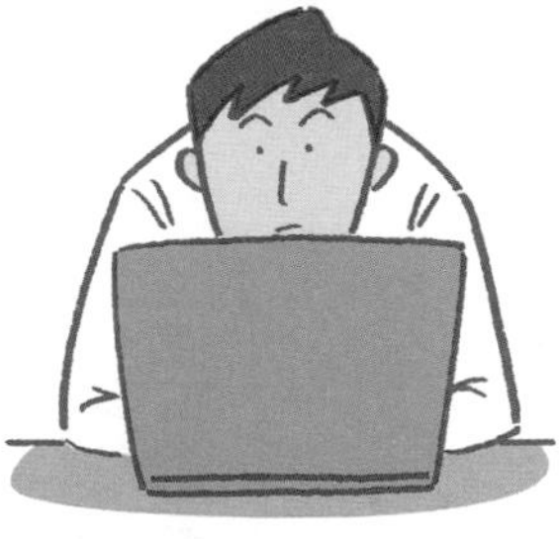

一整天都在辦公室長
時間盯著電腦螢幕。

用眼過度與白費力息息相關

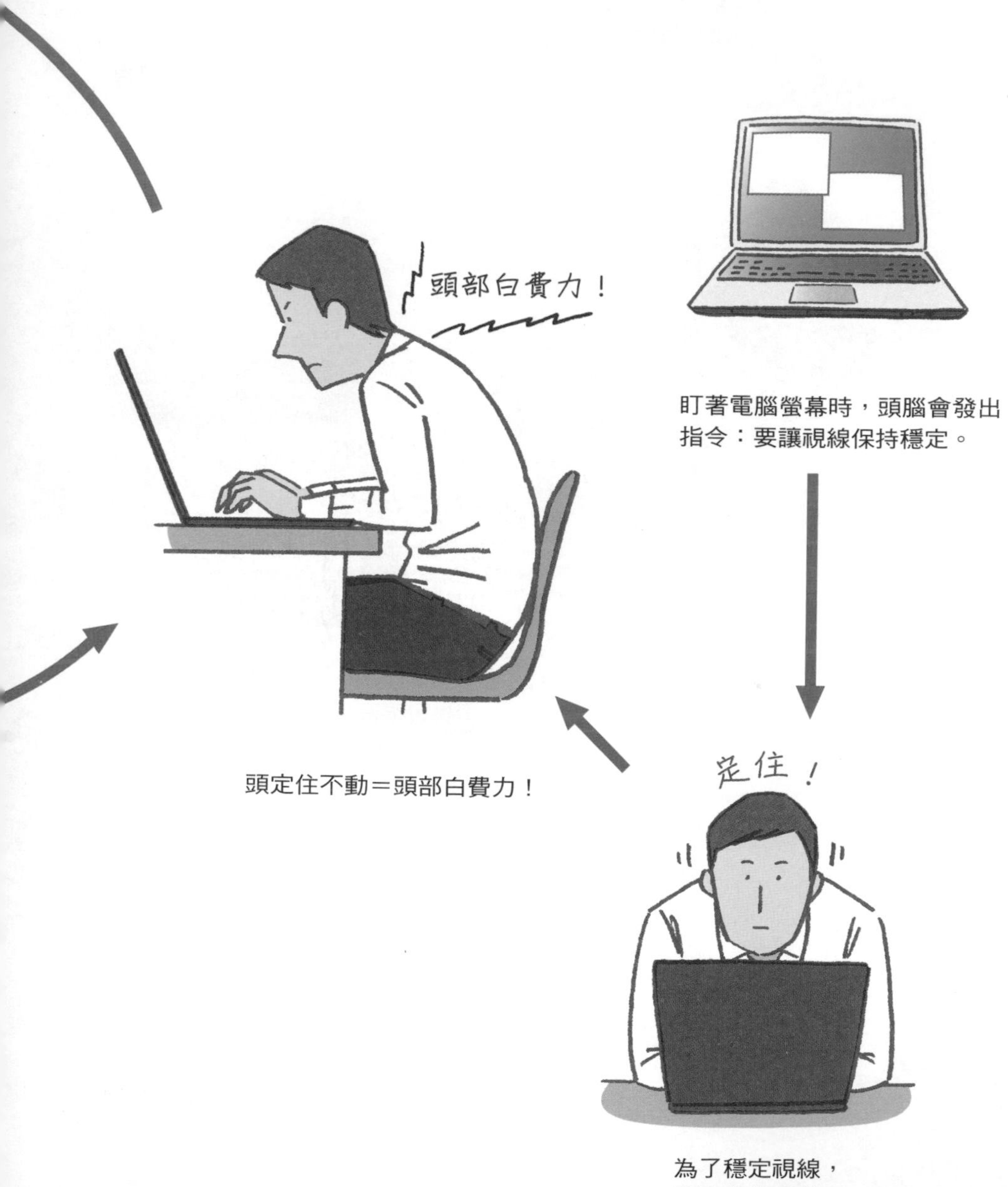
盯著電腦螢幕時，頭腦會發出
指令：要讓視線保持穩定。
定住！
為了穩定視線，
頭會定住不動。
頭部白費力！
頭定住不動＝頭部白費力！

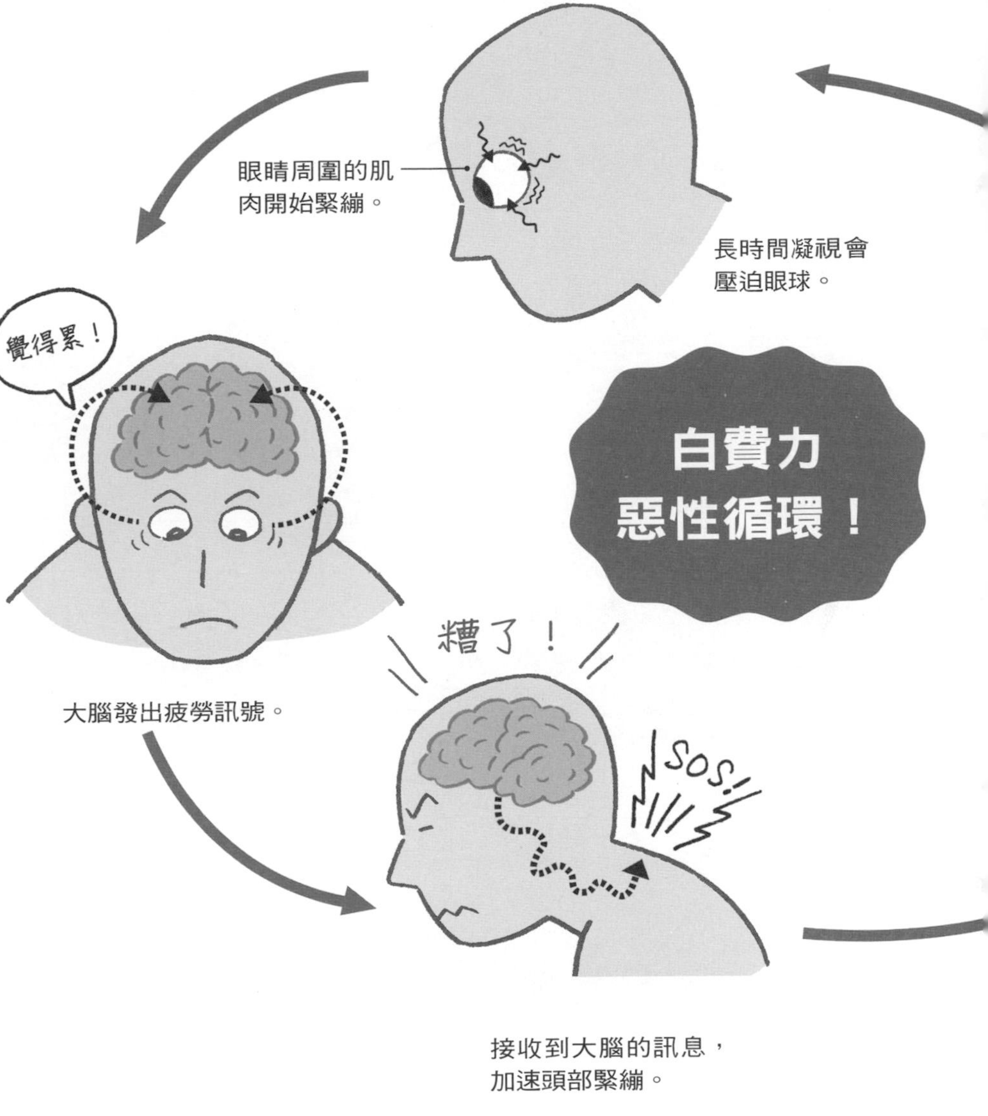

為了穩定視線，頭會定住不動

為了保持視線穩定，頭會定住不動，而為了定住頭部，後頸及脊椎肌肉會開始緊繃。假設這些部位的肌肉，長時間處於緊繃狀態，後頸會越來越僵硬，開始白費力。肩膀僵硬、腰部痠痛等體況不適大多源自於此。

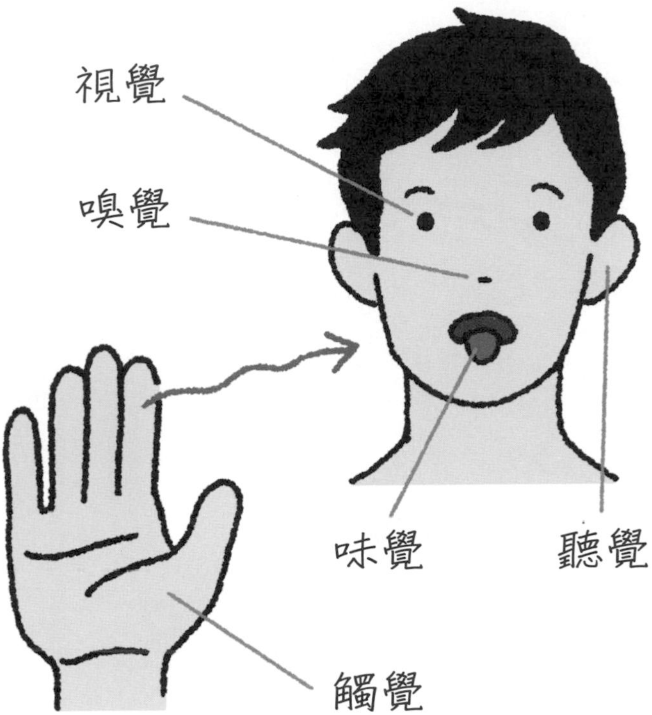

5 所謂五感，其實只有頭在感受

在日常生活中，人們都很倚賴五感——視覺、聽覺、味覺、嗅覺、觸覺。五感的感覺系統就像探測器，而這些感覺系統，都分布在頭部及頸椎處，也就是位在容易產生白費力的區域。

雖然觸覺是全身接觸到的感受，但這些感覺情報，最終還是會集中在大腦；因此，五感可以說是用頭在感受。

由於全身上下的感覺，最終都會匯集到大腦，因此頭腦內部就很像住了一個小分身（見第六十二頁圖）。

感覺系統都集中在頭及頸椎！

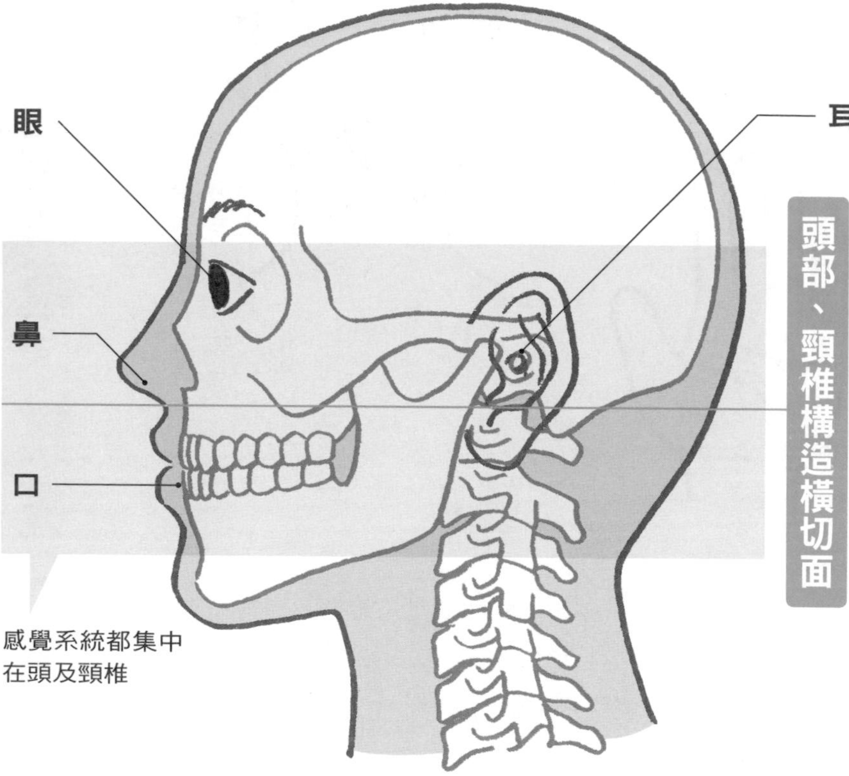

感覺系統都集中在頭及頸椎

為什麼眼、耳、口、鼻都集中在頭部及頸椎？

頭及頸椎是最容易產生白費力的部位。從骨骼構造橫切面來看，眼、口、鼻、耳這些感覺系統都集中於此。當我們透過想像，來認識這些感覺系統的位置時，可以把感覺系統當成身體的感官中心。

各部位的感覺都匯集在大腦！

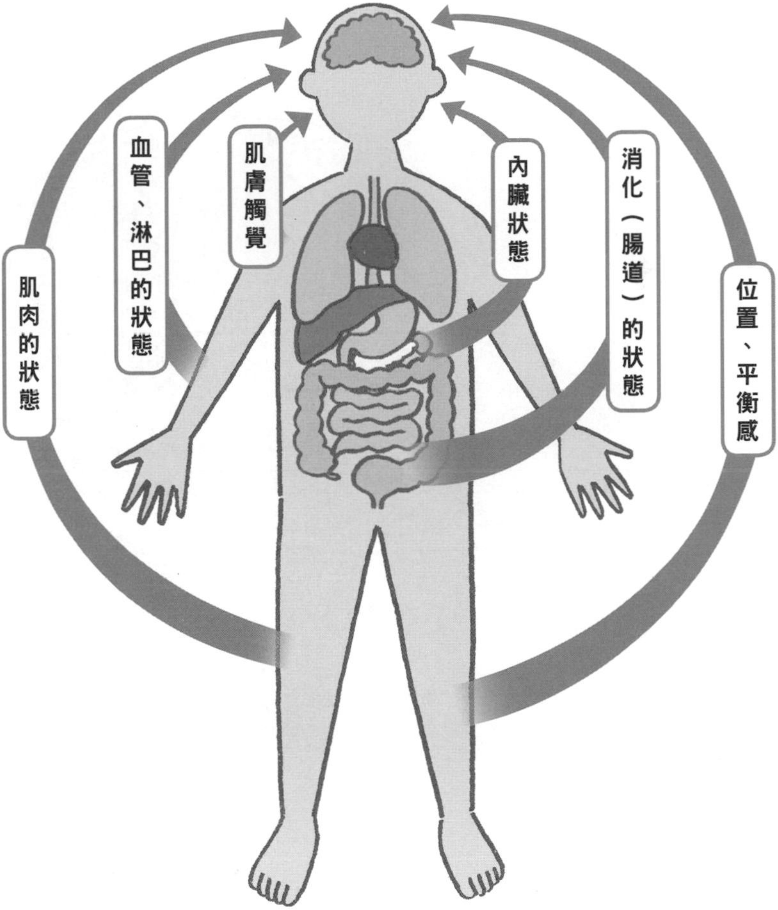

基本上，諸如肌膚觸覺、內臟狀態、腸胃消化、肌肉及血管狀態，身體平衡等感官資訊，最後都會匯集到頭部，再由大腦做出指示反應。

頭腦裡面住了一個自己的小分身！

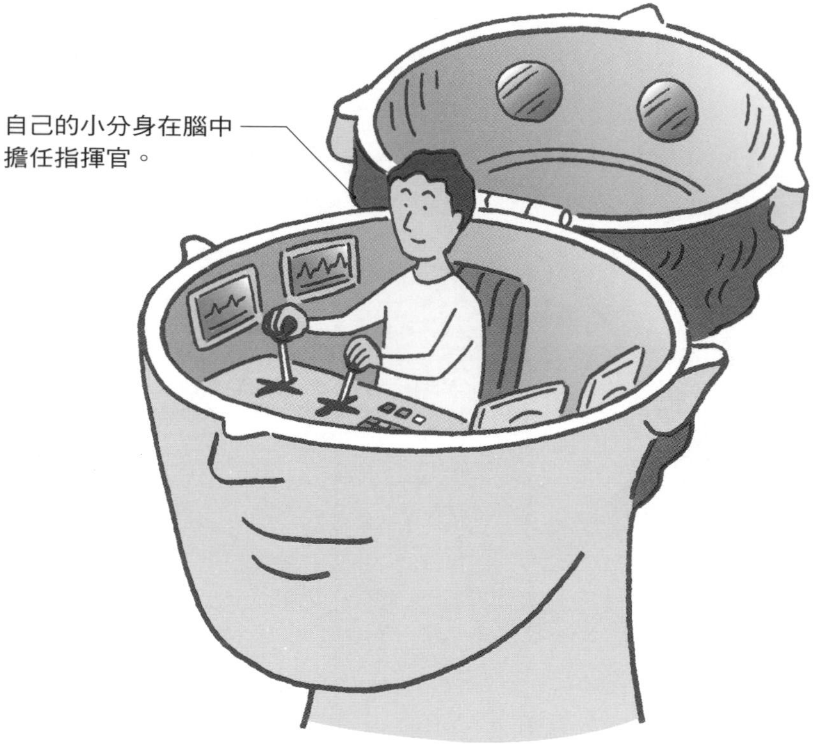
自己的小分身在腦中
擔任指揮官。

人的自我意識，一般都潛在大腦中。想像一下，我們感受到的各種感覺，全部都會匯集到大腦，就像大腦裡住了一個指揮官，在裡面操作身體。

頭部白費力，會讓指揮官驚慌失措！

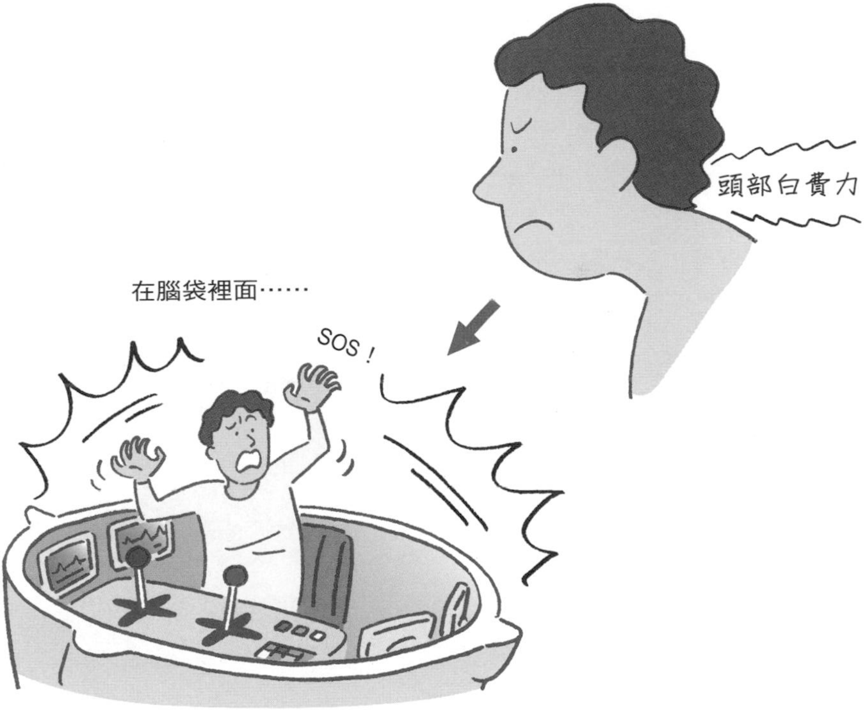
頭部白費力
在腦袋裡面……
SOS！

當開始產生頭部白費力，指揮官也會察覺到危機，發出 SOS 訊號。當我們的身體接收到訊號，各個部位就會開始緊張，進而產生白費力，最後引起身體各部位的不舒服。

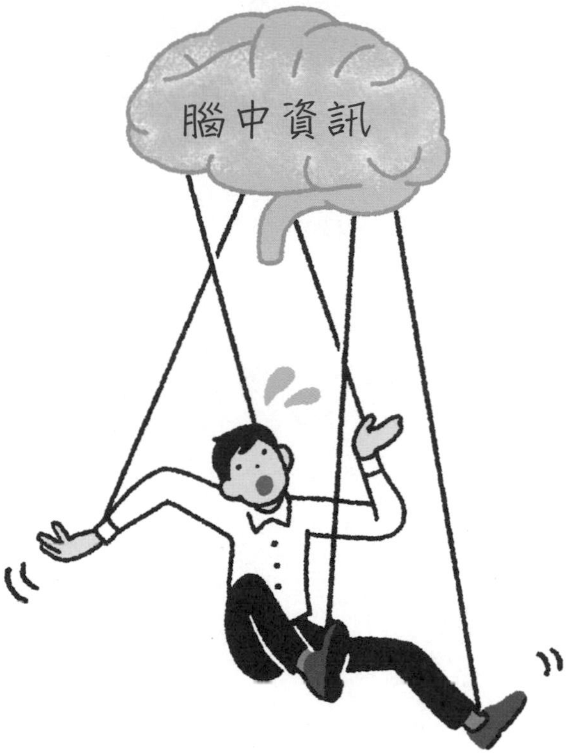

6 這些習慣動作，讓身體再也無法動作

人體的動作，很多都像程式設定一般，根據你平日累積的習慣，肢體會自動動作。

但是，人體的動作幾乎在我們五到六歲時，就已經構築完成，不會有太大的改變。若沒有及時改善不良姿勢或行為，便會讓身體當機，即便我們意識到要修正，卻會受到白費力的妨礙。

人的習慣動作就像自動化程式

你的意識先決定了你的目的

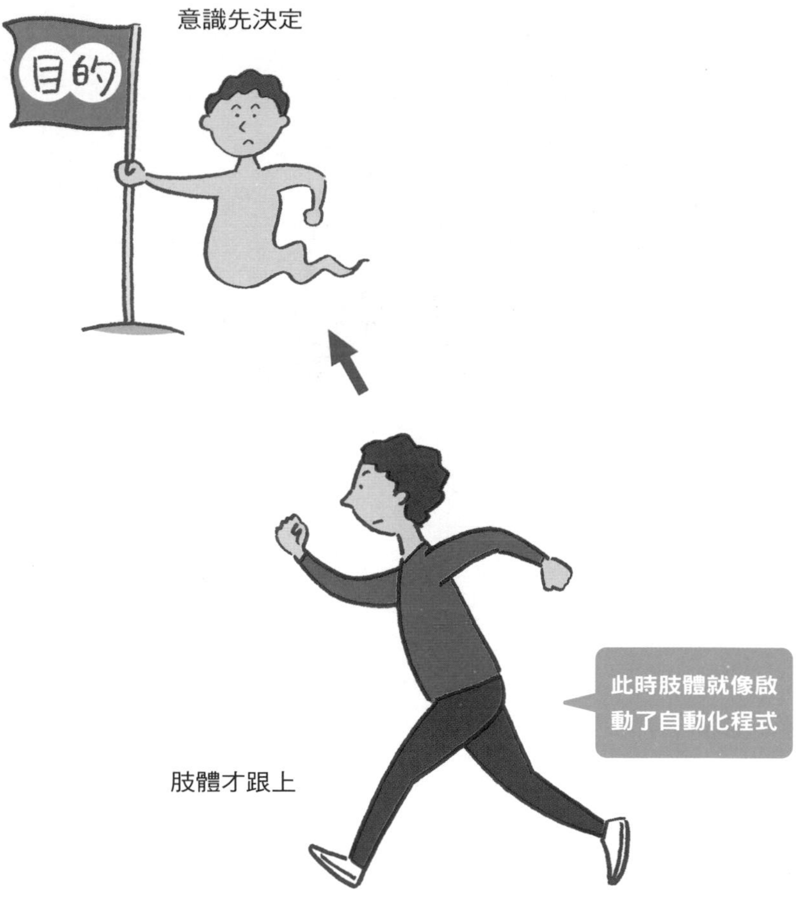
意識先決定
目的
此時肢體就像啟動了自動化程式
肢體才跟上

5 到 6 歲時，肢體動作就已經構築完畢

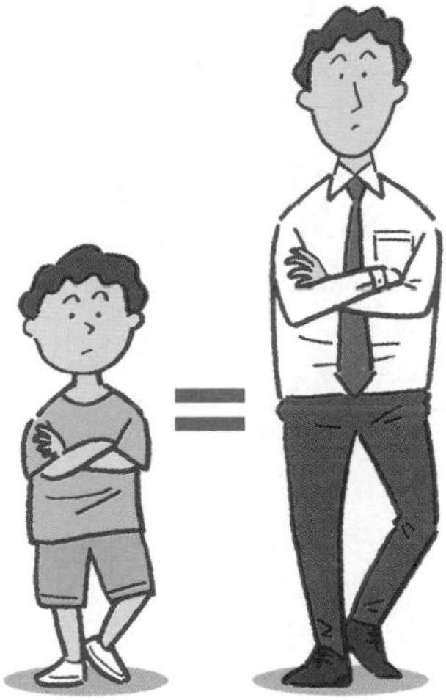

就算長大成人

很多肢體上的習慣

還是會與孩提時相同！

人類的行為，其實是意識先決定了目的，身體才下意識跟上，就像啟動自動化程式一樣。這套人體內的動作程式，在 5 到 6 歲時就已構築完成，就算長大成人，也不太會有變化。

生活中處處
是你沒察覺的各種習慣

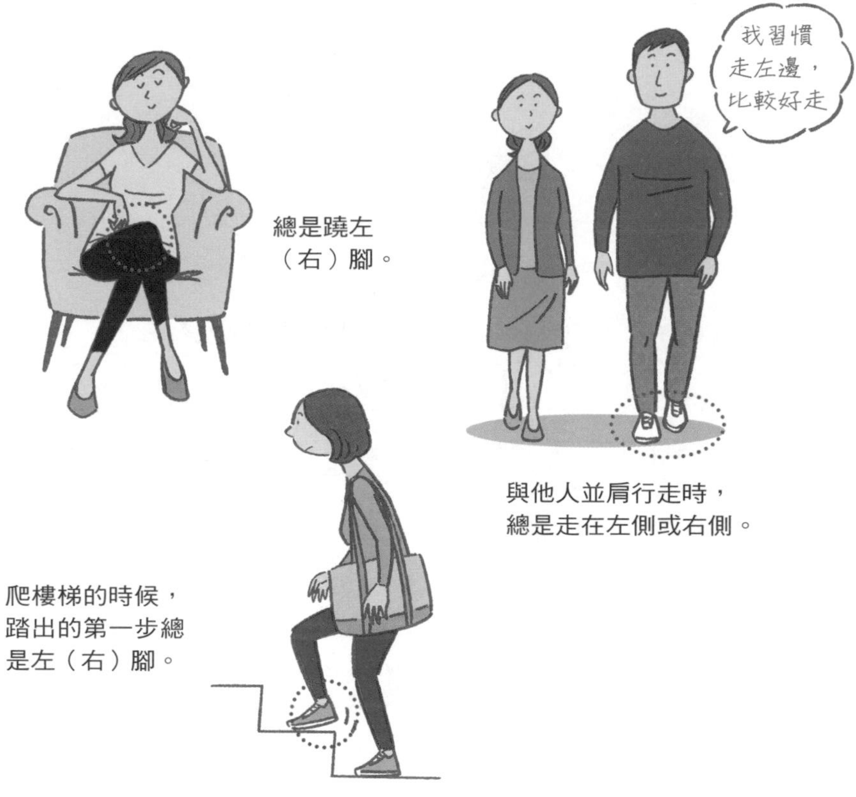
總是蹺左
（右）腳。
我習慣
走左邊，
比較好走
與他人並肩行走時，
總是走在左側或右側。
爬樓梯的時候，
踏出的第一步總
是左（右）腳。

即便是錯誤動作，大腦也會覺得沒關係

每個人的習慣不見得都是正確的，就算習慣動作對身體不好，大腦也會認為「這不會有危害，所以不用改！」如此經年累月下來，習慣動作就變成體內的自動化程式。若是一直放著不管，就會在不知不覺中累積壓力，最後引發各種問題。

當我們想要改變姿勢時，頭部白費力會成為阻礙，讓身體拒絕變好。

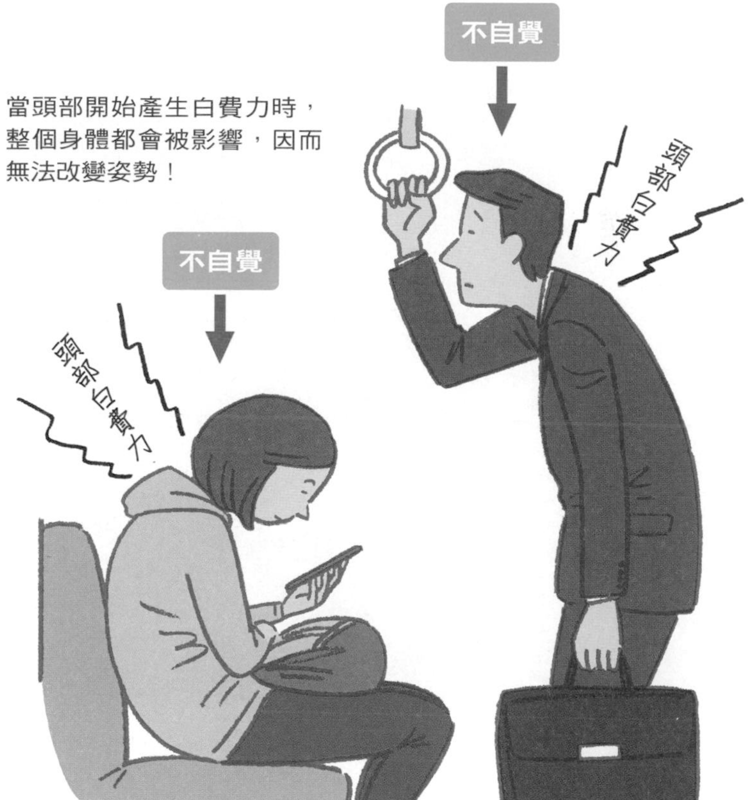
當頭部開始產生白費力時，
整個身體都會被影響，因而
無法改變姿勢！
不自覺
頭部白費力
不自覺
頭部白費力

不先解除頭部白費力，就無法改善

頭部白費力，會讓已經很緊繃的身體變得更僵硬，讓肢體動作更加受限。在這種狀態下，身體就像被上了一道鎖，不管怎麼改善肢體動作，都是徒勞無功。因此，第一要務是釋放頭部白費力。

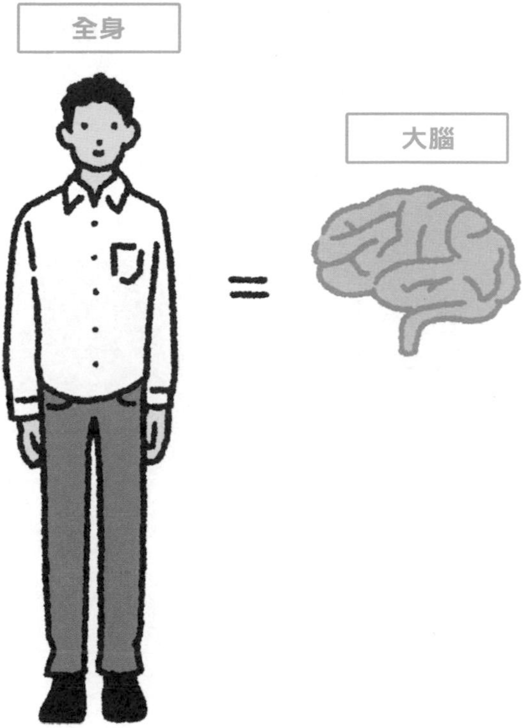

7 要我放鬆心情？心要怎麼放鬆？

人類的心理變化，與大腦的活躍程度息息相關。但是，誠如前文所提到，人體會將感覺系統所接收到的情報，全部匯集到大腦，然後大腦會依據這些情報做出指示。

舉例來說，應該沒有人明明肚子很痛，卻覺得很快樂吧？換句話說，心就是腦，大腦的反應，會依據身體的感受而有所影響，也可以說，全身都是大腦的一部分。想要讓心快樂，就必須徹底放鬆身體。

身體就是大腦的感覺探測器！大腦透過身體來網羅所有感覺。

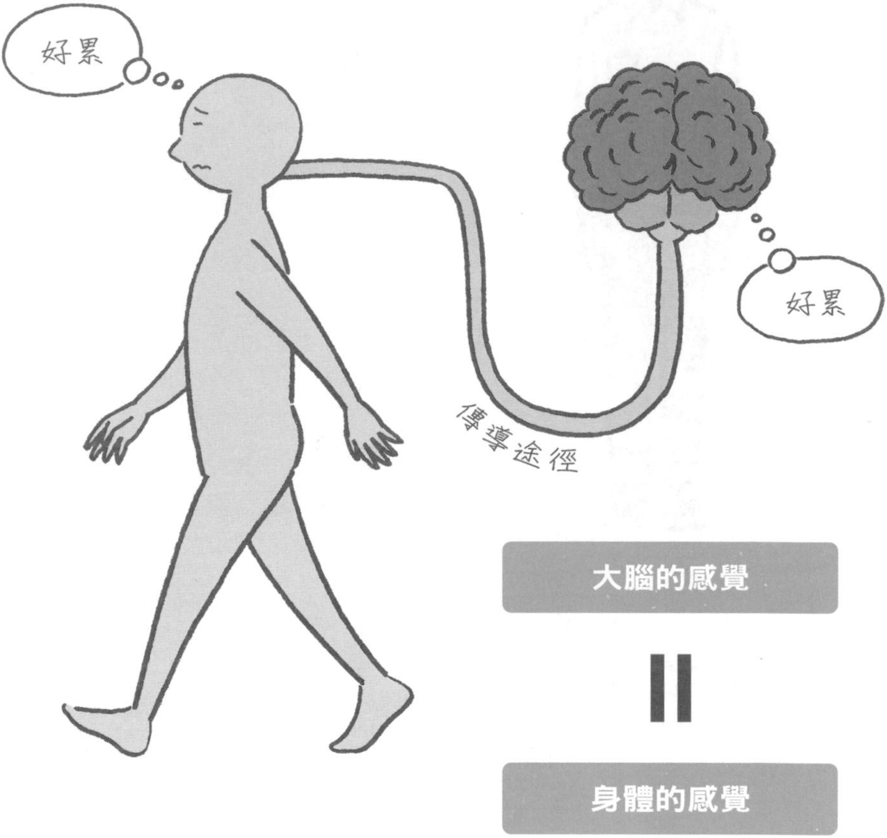

大腦與身體緊密相依

人體全身上下都分布著感覺系統，能同時將全身的感覺情報匯集到大腦。大腦的感覺、身體的感覺，都透過傳導途徑相互連結，這些感官感覺的統整，就是人體的身心狀態。

大腦 → 身體、身體 → 大腦，彼此情報交換

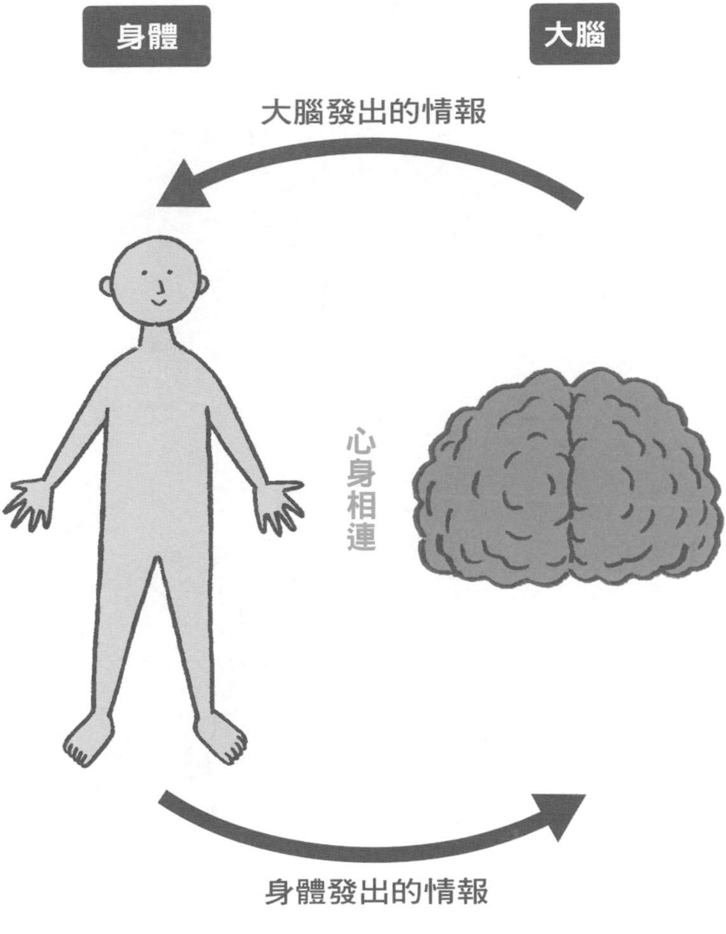

大腦向身體發出指令，身體接收後做出反應。大腦與身體的關係，就是如此密切相連、互相影響。

當感受改變，動作也會隨之改變！

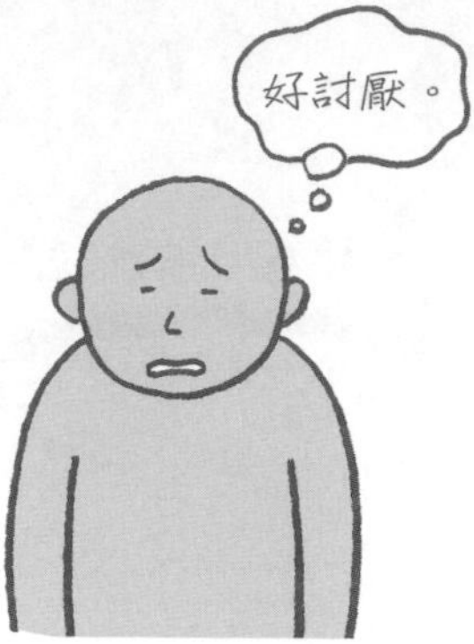
好討厭。

負面感受

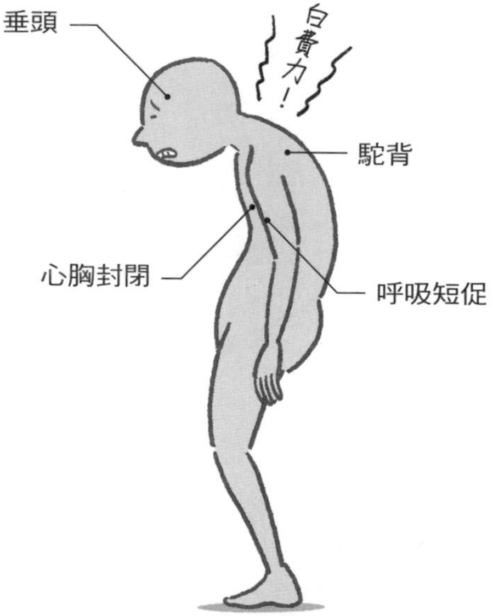
垂頭
白費力！
駝背
心胸封閉
呼吸短促

當心理變負面時，身體也會出現負面反應。若是長時間一直處在這種高壓狀態，就會加劇身體的負面反應，最後引發身體不適或疼痛等症狀。

身體也會有負面反應

放鬆身體，心情也會跟著開朗

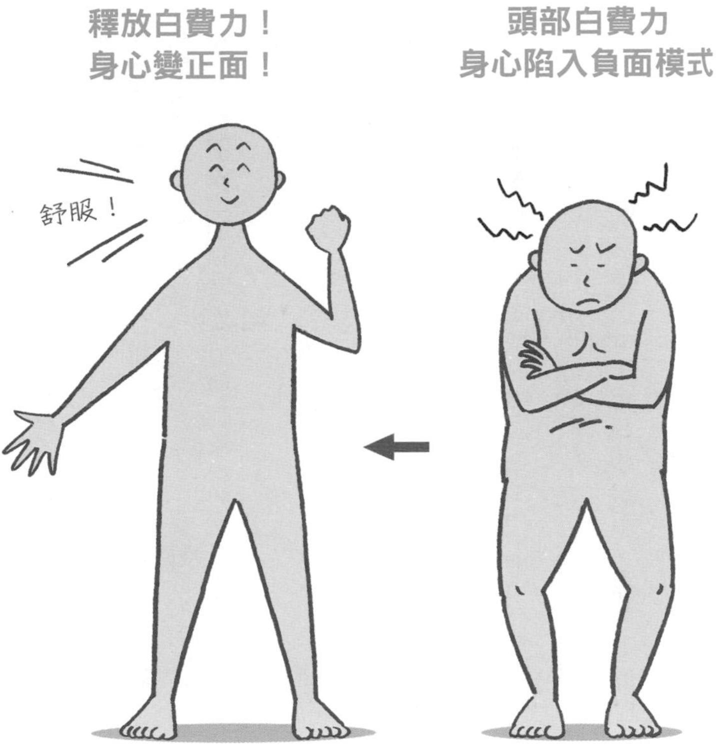

頭部白費力也會造成心理壓力

身體的負面反應傳到大腦後，就會產生負面循環，身體疼痛及不適會嚴重影響心理，煩惱與壓力有增無減。想要中止惡性循環，就必須從改善身體、生理開始。釋放頭部白費力，心態也會變得正面積極。

亞歷山大放鬆技巧，傳統醫學的延伸

本書作者暨亞歷山大技巧指導教師木野村朱美，與日本順天堂大學醫學部解剖學科的前特任教授坂井建雄，兩位專業人士談論亞歷山大技巧。傳統醫學的代表人物，站在解剖學的角度，會對新興流派亞歷山大技巧有什麼看法？

木野村：「請問坂井教授對於『亞歷山大技巧』的理論，有什麼看法？」

坂　井：「透過想像與理解，進而修正身體問題，藉此讓身體獲得改善，我個人認為這套技巧理論應該是有效的。」

木野村：「聽到您這麼說，真是太令人開心了。畢竟若是以近代醫學角度來說，這套技巧理論的某些部分仍尚缺科學舉證，我本來有點擔心。」

坂　井：「確實，若要我以解剖學的科學立場來看，這套技巧理論的確有一點太跳躍式思考。不過，我覺得非要從科學論點，來對亞歷山大技巧批評指教的話，應該是有害無益。」

木野村：「怎麼說？」

坂　井：「其實西洋醫學，直到十八世紀為止，都還是使用古希臘醫者希波克拉底（Hippocrates）提倡的古代醫學理論；進入十九世紀後，才漸漸發展成以科學事證為依據的近代醫學。且醫學急速發展、進步也是近五十年來的事情。「現代面對疾病的基本觀念是找出病因、用科學的方式除去病灶，再加以治療。但其實還有很多種未知的疾病，即便是現代，也還無法全面概括。我認為面對還有許多未知疾病的領域，一概都以近代醫學為唯一指標，不太正確。」

木野村：「您身為專業醫師，能有這樣的想法實在相當難得……。」

坂　井：「針對許多找不到病因的疾病，現代醫學可說是目前最有效的治療法，但仍舊有無法解決的疾病。好比說腰痛，其實大概只有一五％的腰痛是有其特定原因，其他八五％的腰痛都是找不到問題的。像這種時候，傳統醫學的力量反而能派上用場！而亞歷山大技巧，也被視為是傳統醫學的延伸，因此可以合理認為是有其效果的！」

木野村：「原來如此，感覺很有道理！」

坂　井：「近代醫學與傳統醫學的目的都一樣，都是希望能幫助患者，只要能改善患者的疾病，就是最大的效益了。」（接續至第一二〇頁的解剖學權威怎麼說②。）

第2章

這世界總要我們努力，卻沒說怎麼放鬆

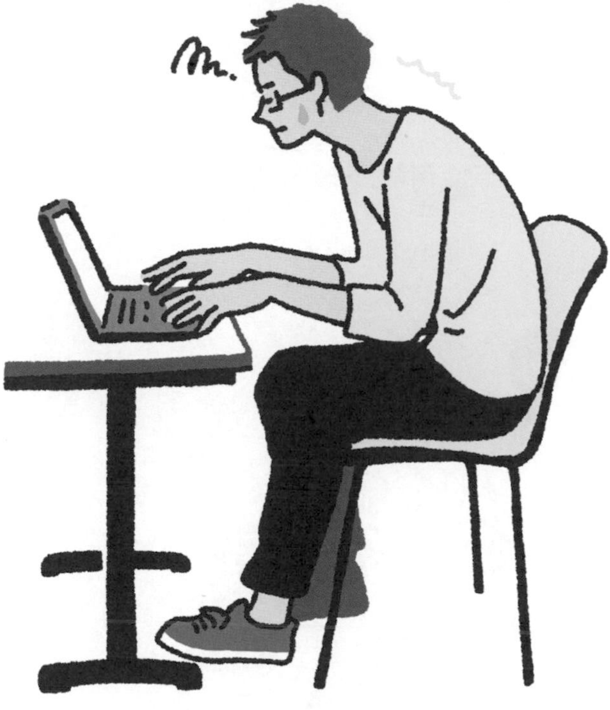

1 越想努力，身體就越白費力氣

日常生活中步調繁忙，不論是在職場或私生活，思緒總是被「不認真不行」的壓力給綁架，造成現代人潛意識都在累積壓力。越是想要認真、努力，身體越容易保持縮脖聳肩的姿勢，頭部白費力也就由此而生。

另外，我們許多無意間的習慣動作，加上**腦袋想得比身體快**，各種有形與無形的限制，都讓身體產生了緊張與壓力。追根究柢，我們從來都不知道真正放鬆的方法，要想真正放鬆身體，重要的是從意識開始訓練自己改變。

根本不懂何謂正確放鬆

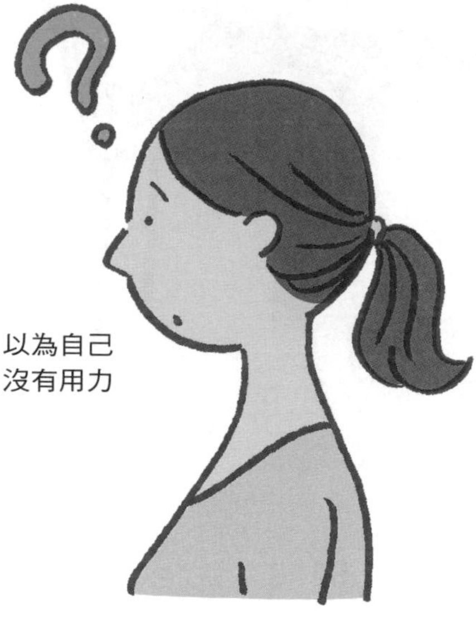

為了保持良好的姿勢，背部反而用力過度，徒增白費力。

不自覺的習慣動作

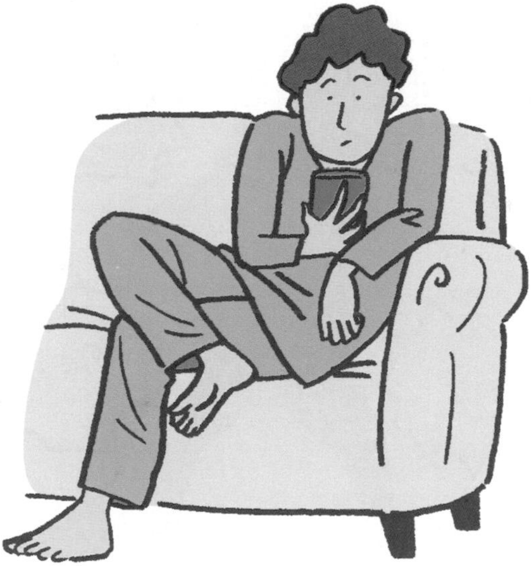

以為自己在放鬆，
但其實脖頸正在累積白費力。

有形與無形的限制太多

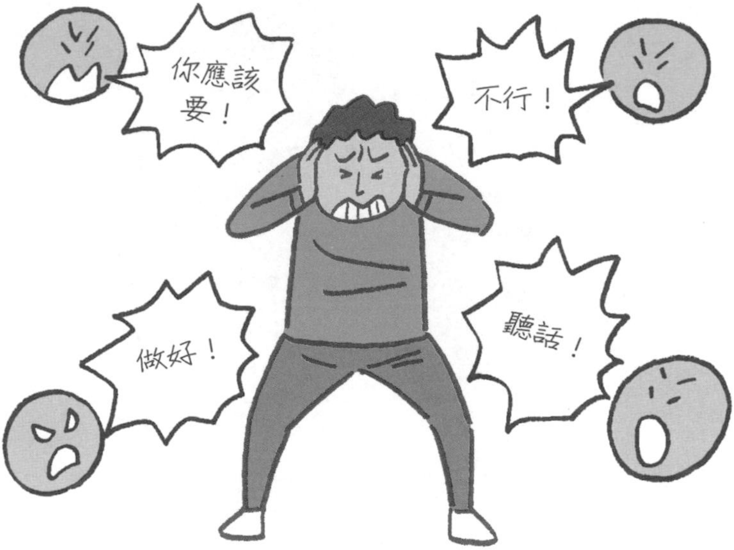

「你應該要」、「要認真做」，這類詞彙，會讓人過度在意而處處受限。

想法與身體的落差

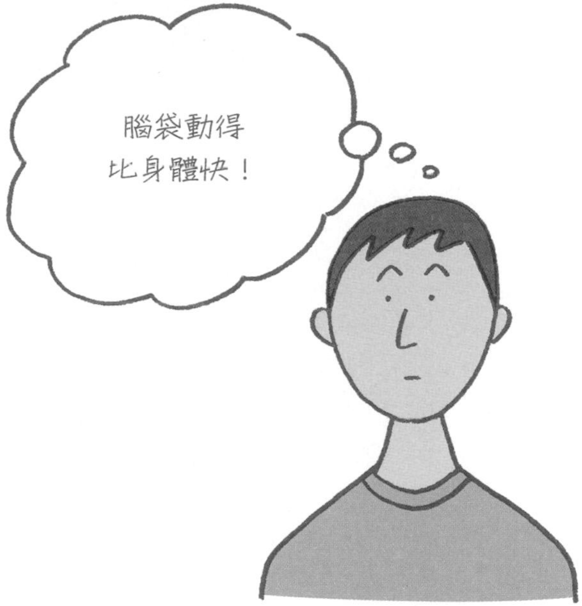

頭腦運轉的速度其實比身體還要快，
因此容易產生落差。

2 幼年的壞習慣延續到成人

人的身體動作，大抵在五至六歲時，就會養成習慣，即便成年以後，也不會有太大的改變。也正因我們非常熟悉自己的身體動作，因此在做這些動作時，都是自然而然。殊不知這些習慣動作很有可能都是錯的，或是過度出力。

就像下大雨要撐傘時，即便我們已經打開雨傘，在傘下卻還是會低著頭、縮起脖子、拱起身子；想要窩在沙發上放鬆，卻還是會不自覺抬高肩膀、過度用力。

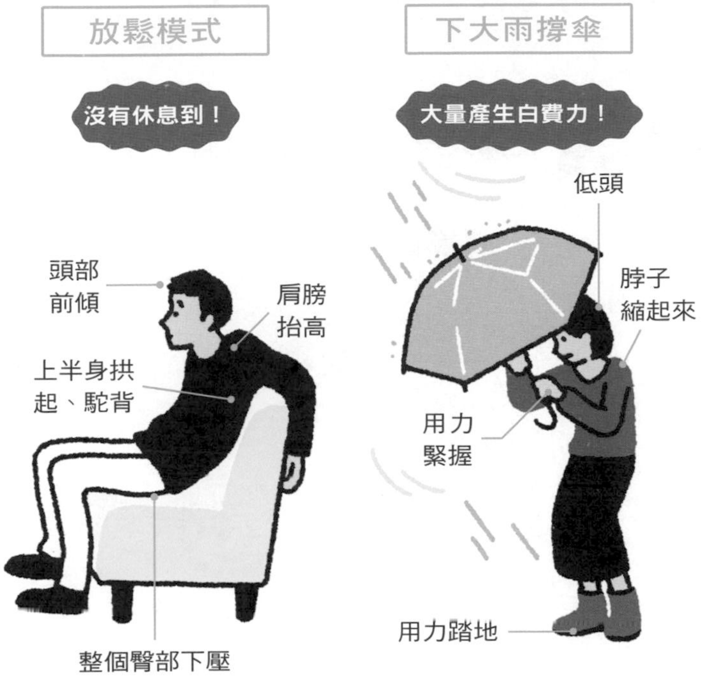
放鬆模式
沒有休息到！
頭部前傾
肩膀抬高
上半身拱起、駝背
整個臀部下壓
下大雨撐傘
大量產生白費力！
低頭
脖子縮起來
用力緊握
用力踏地

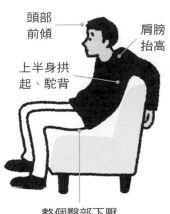

幼年養成的習慣會一直維持！

幼年期 **在成人尺寸的桌子上畫畫**

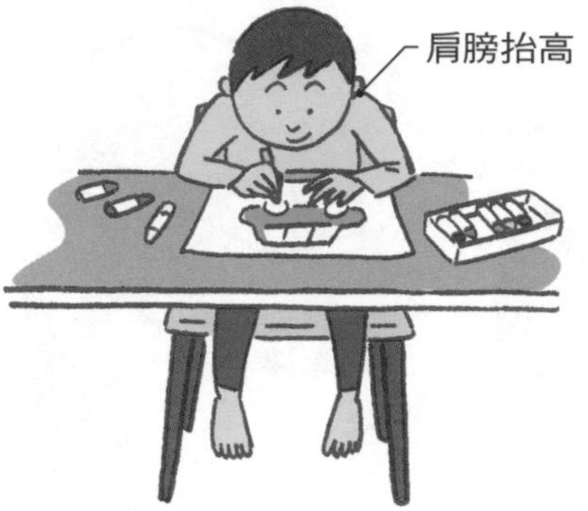

長大成人 **辦公桌作業時容易聳肩僵硬**

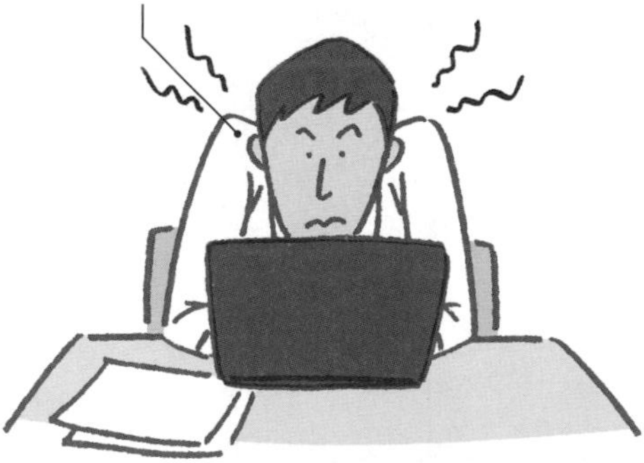

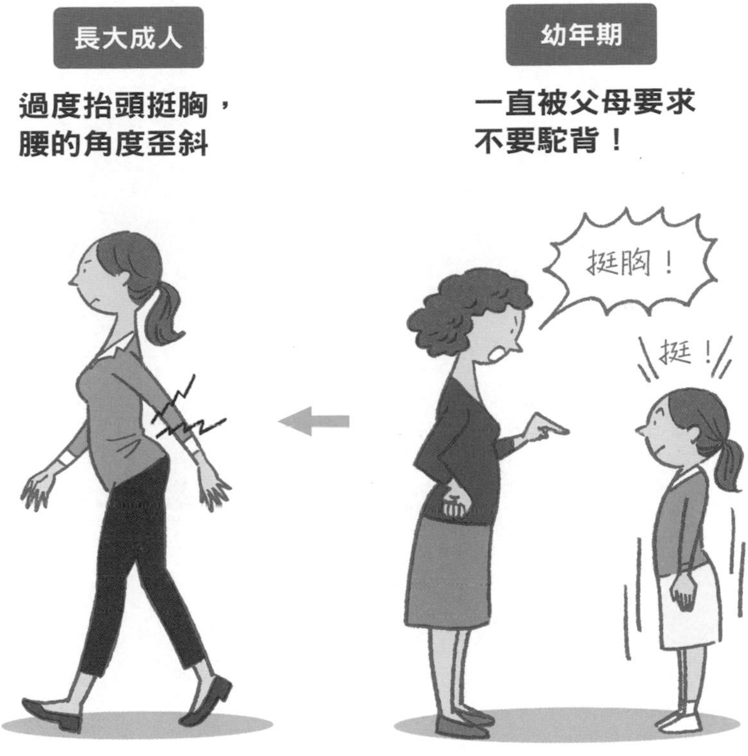
長大成人
過度抬頭挺胸，
腰的角度歪斜
幼年期
一直被父母要求
不要駝背！
挺胸！
挺！

身體的習慣動作，會產生頭部白費力

孩提時期養成的習慣動作，直到長大成人，還是會繼續維持下去。例如，在大人尺寸的桌子上畫畫，肩膀不自覺抬高；被父母嚴厲指責駝背，則不自覺過度用力抬頭挺胸，導致腰部歪斜。

3 當危險降臨，身體會比大腦先反應！

儘管是不同危機，身體反應卻相同

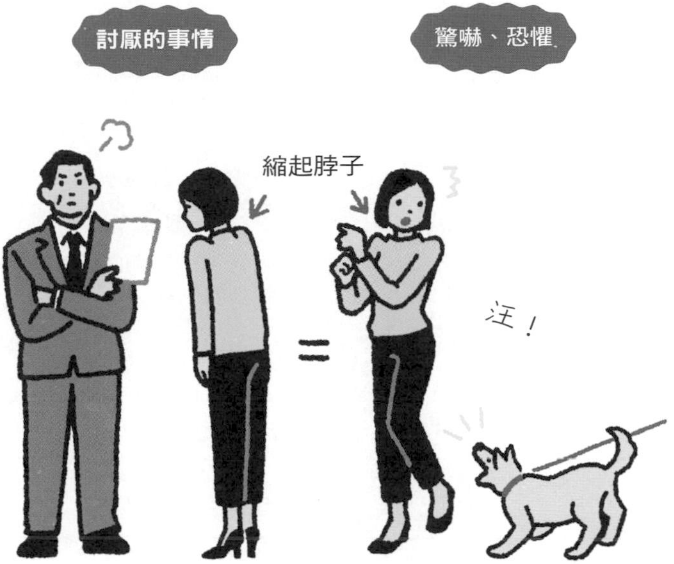

面對預料之外的危機所產生的反應，稱之為驚嚇反射，這點在第四十九頁已說明。而面臨日常生活中的壓力，身體也會產生相同反應，一旦縮脖聳肩，頭部就會產生白費力，因為人的大腦，會將壓力也判斷成是一種危機。

當壓力湧現，大腦會認為是危機逼近，因此向身體發出警訊。此時身體裡的血液及臟器都會受到影響，荷爾蒙及自律神經也會開始失衡。當然，拱起身子整個縮起來，全身都受到白費力束縛，也造成了身體的各種不適。

面對壓力，身體的各種反應

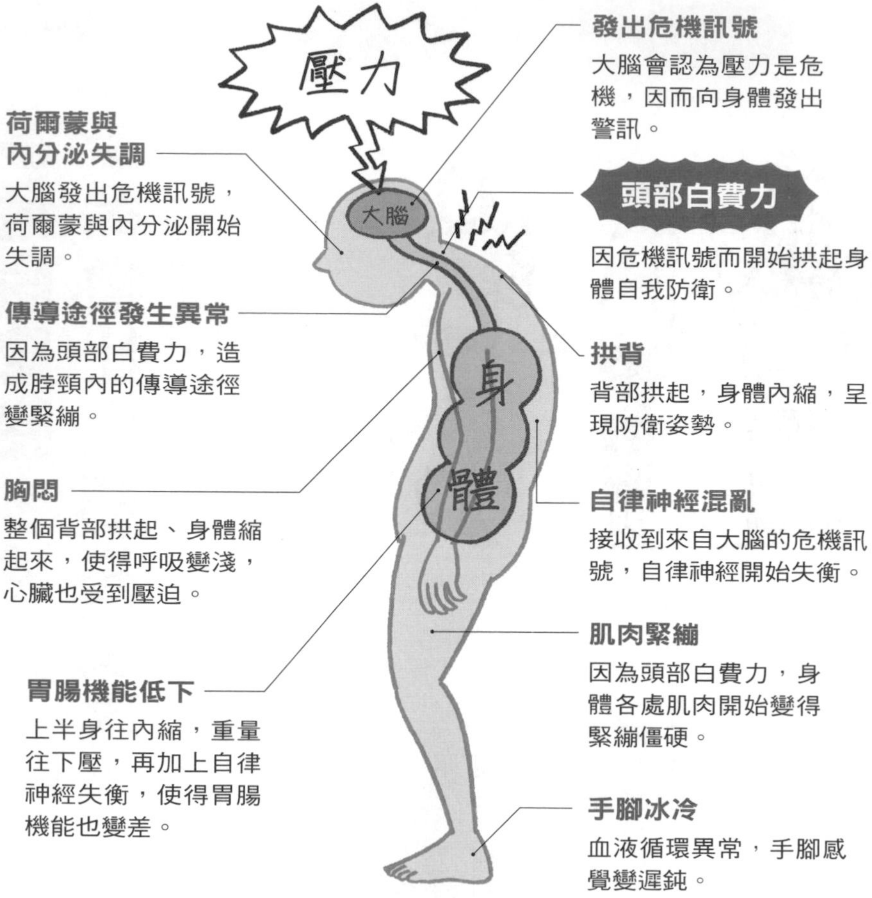
壓力
大腦
身
體
發出危機訊號
大腦會認為壓力是危機，因而向身體發出警訊。
荷爾蒙與內分泌失調
大腦發出危機訊號，荷爾蒙與內分泌開始失調。
頭部白費力
因危機訊號而開始拱起身體自我防衛。
傳導途徑發生異常
因為頭部白費力，造成脖頸內的傳導途徑變緊繃。
拱背
背部拱起，身體內縮，呈現防衛姿勢。
胸悶
整個背部拱起、身體縮起來，使得呼吸變淺，心臟也受到壓迫。
自律神經混亂
接收到來自大腦的危機訊號，自律神經開始失衡。
肌肉緊繃
因為頭部白費力，身體各處肌肉開始變得緊繃僵硬。
胃腸機能低下
上半身往內縮，重量往下壓，再加上自律神經失衡，使得胃腸機能也變差。
手腳冰冷
血液循環異常，手腳感覺變遲鈍。

改善體況的關鍵

因為壓力而引起頭部白費力，會對身體造成許多影響，長期下來就會引發身體不適。雖說人體的許多反應都在無意間發生，但只要釋放頭部白費力，身體自然而然也會有所變化，這就是改善體況的關鍵。在第四章會說明詳細改善方法。

4 呼吸的正確方法：吸吐都要數四下

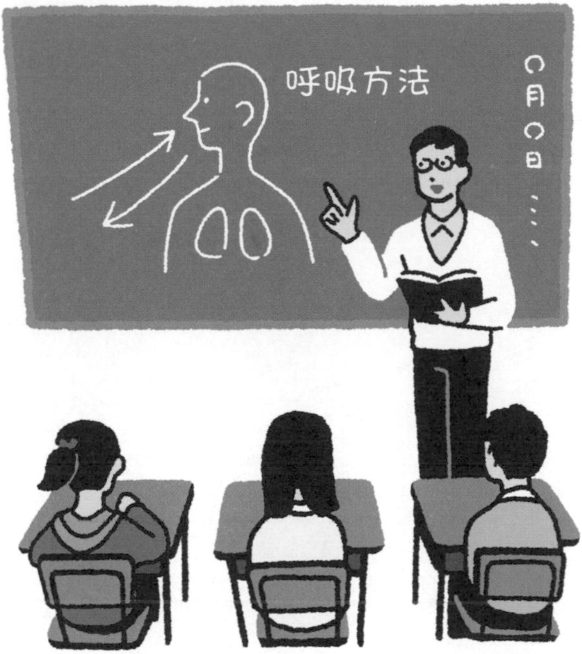

要想釋放白費力，呼吸是不可或缺的重要因素之一。沒人需要被教怎麼呼吸，幾乎所有人都很自然的用自己的方式呼吸。每個人的呼吸節奏跟速度都不一樣，有些人甚至習慣用嘴巴呼吸，可以說這世界有多少人口，就有多少種呼吸方式。但事實上，絕大多數的人對於呼吸，都有錯誤認知。

例如，誤以為肺只有拳頭大小、肺的位置在靠近胸部前方、鼻孔深度只有手指的一個指節深，諸如此類的錯誤認知，反而會妨礙正確呼吸。只要去改變原本的認知，就能改善呼吸的感覺。

為了釋放頭部白費力，必須重新認識呼吸。

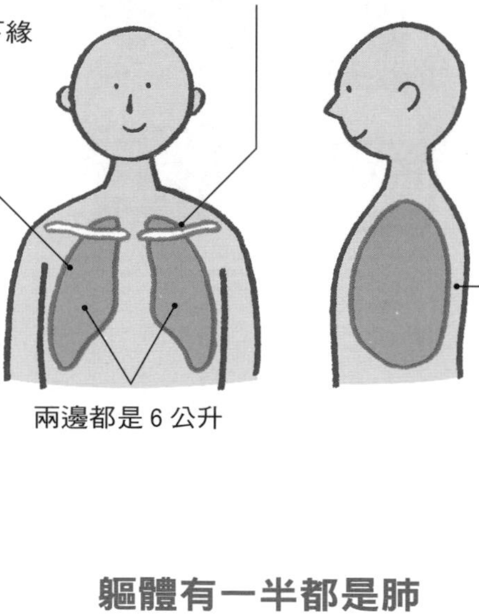
從鎖骨周邊
直到肋骨下緣
延伸到背部
兩邊都是 6 公升

軀體有一半都是肺

一般以為肺只有拳頭般大，然而從鎖骨周圍，一直到肋骨下方全部都是肺。每一次呼吸時，整個肺及背部都會充滿空氣，一般人類每分鐘吸入和呼出的空氣約為 6 公升。

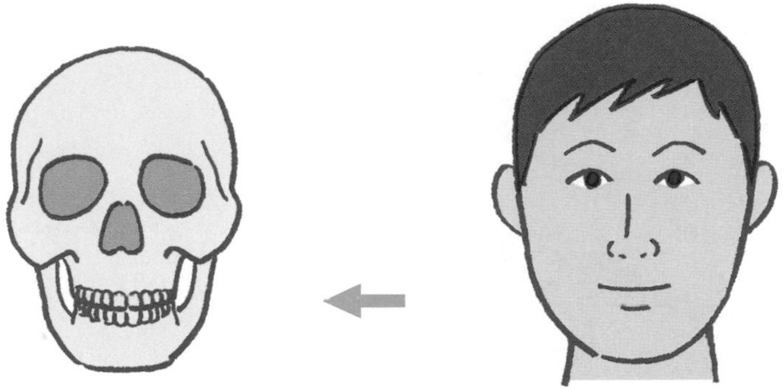

其實足以塞進兩根小指頭　　鼻孔乍看之下以為只是小洞

用鼻子吸氣、用鼻子呼氣

一般都認為人是用鼻子吸氣、用嘴巴吐氣，但用鼻子吸氣、吐氣才是最佳方式。鼻子才是呼吸器官，且從骨骼構造來看，鼻孔的內部空間足以塞進兩根小指頭。

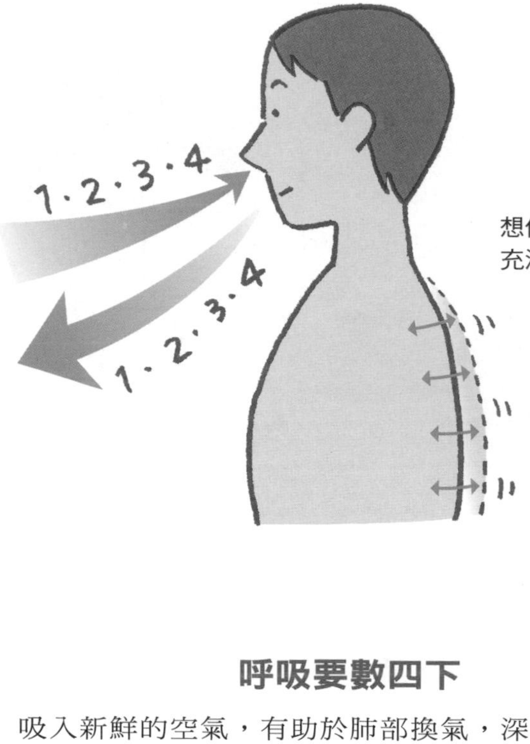
1・2・3・4
1・2・3・4
想像背部是
充滿空氣的袋子

呼吸要數四下

吸入新鮮的空氣，有助於肺部換氣，深呼吸更可以讓身心有煥然一新的感覺。利用數四下原則，吸入空氣後在心裡數四下，呼出空氣時也在心裡數四下，這是最理想的呼吸方式。

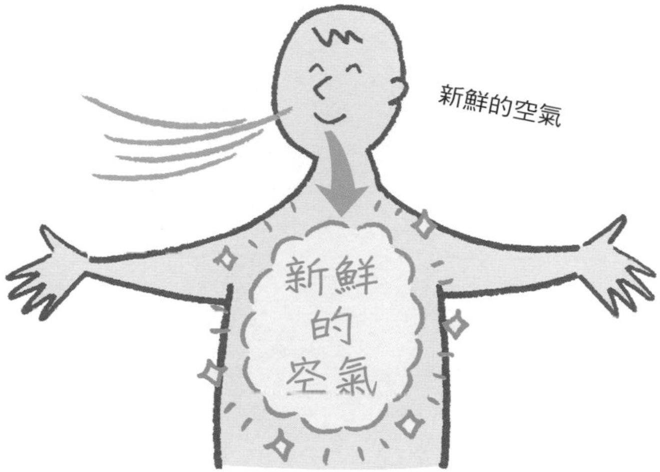

身體也需要換氣

行動與思考有著密切關係

呼吸太急促的話，除了白費力，也會讓身體越來越緊縮。利用深呼吸，讓身體內部換氣，才能讓狀態煥然一新。

5 頭部一直用力，人會開始負面思考

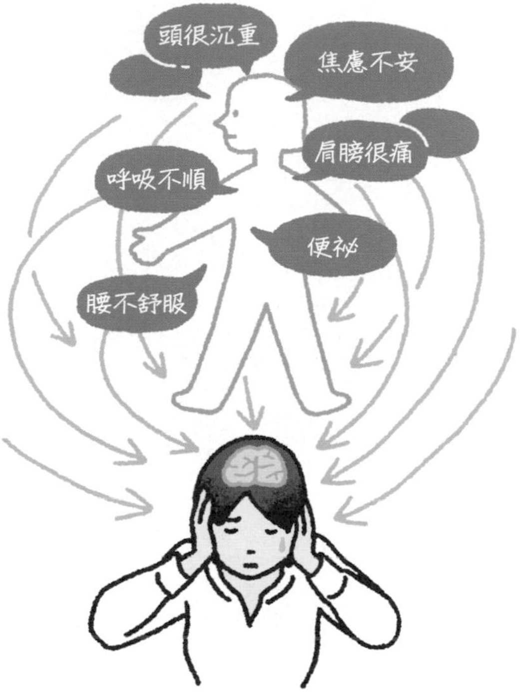
頭很沉重
焦慮不安
肩膀很痛
呼吸不順
便祕
腰不舒服

前面提到，身體的所有訊息都會匯集到大腦，一旦累積頭部白費力，就會對身體造成影響。當我們縮起脖子時，除了脖頸，也會拉扯肩膀與背部肌肉；越是用力，肌肉就越容易緊繃。當全身因肌肉過度用力，而越來越僵硬時，這個訊號也會傳至大腦，頭部會因此產生更大的白費力，結果形成負面循環。

一旦陷入負面循環，則會影響心理。因為身體不適，導致心理及情緒變負面，變得更加敏感、神經質，對於生活中的小事也會過於鑽牛角尖。

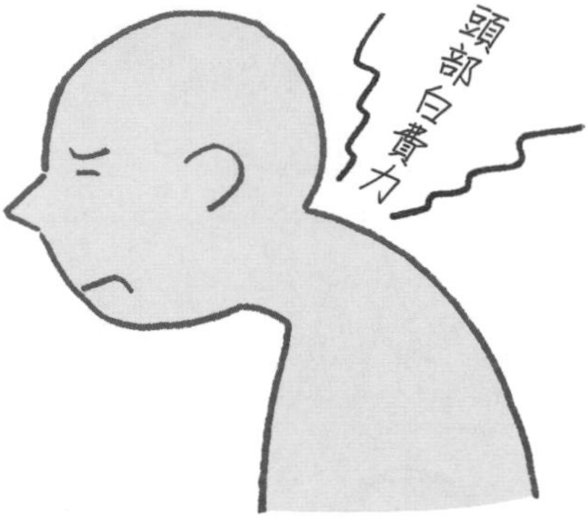

頭部白費力，會讓身體各部位產生不必要的力氣

當我們拉扯橡皮筋，另外一端也會因力道而跟著緊繃。人體肌肉也一樣，當後頸變緊繃，其周圍的肌肉也會受到影響，然後慢慢擴張到背部、肩膀，甚至腰部、臀部，整個就像陷入肌肉的拔河大戰一樣。

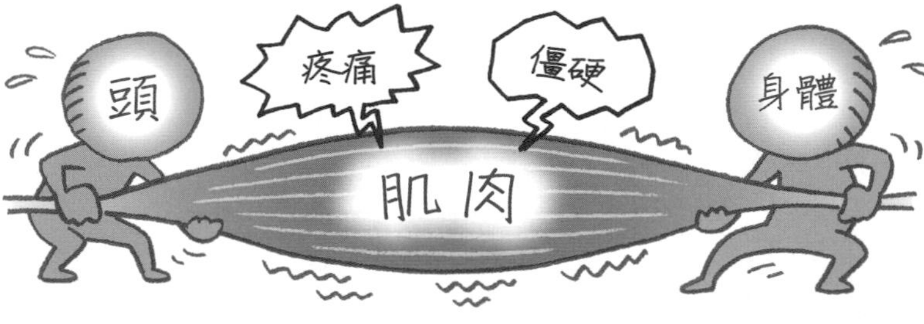

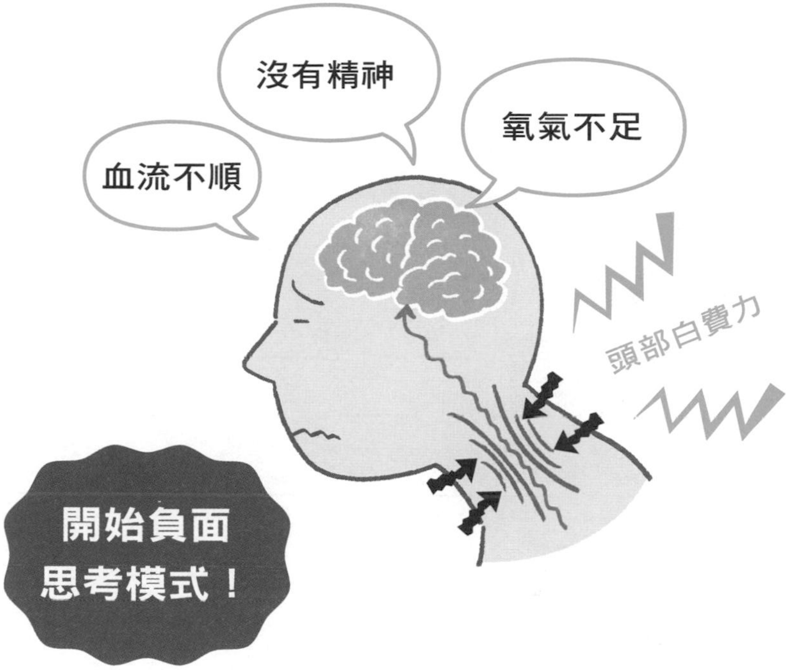

頭部白費力會讓心理狀態不穩定！

當開始累積頭部白費力，傳導途徑會變得緊張，也會開始匯集負面訊息。身體裡的血液循環及氧氣運輸會變得緩慢，頭腦昏昏沉沉，連帶心理及思緒都負面了起來。

6 用力過度的壞習慣：咬牙切齒

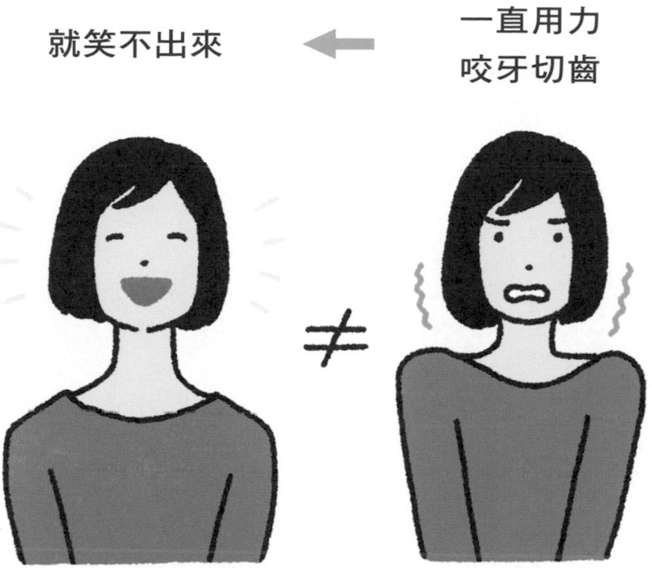
一直用力
咬牙切齒
就笑不出來
≠

人身處危險時，會不自覺用力咬牙。尤其當產生白費力時，身體會比平常更用力去咬緊牙關。

其實咬合對維持身體平衡有很大的影響。咬合的程度及力道，都有可能影響身體的姿勢與平衡。

咬合不正或過度用力咬，會讓我們不自覺打開緊繃的開關，讓身體有壓力。要想釋放頭部白費力，改正咬合、放鬆咬合力道也是很重要的一環。

人面對意外事故的瞬間反應，就是用力咬牙。

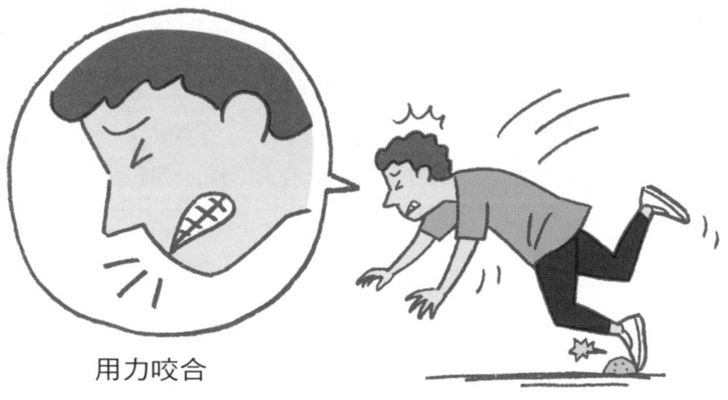

當走路不小心踢到石頭，對身體來說，就是一個緊急突發狀況，出自本能想要迴避危險的同時，人體就會用力咬緊牙關。

日常生活中一旦產生頭部白費力，也會不自覺開始咬牙切齒

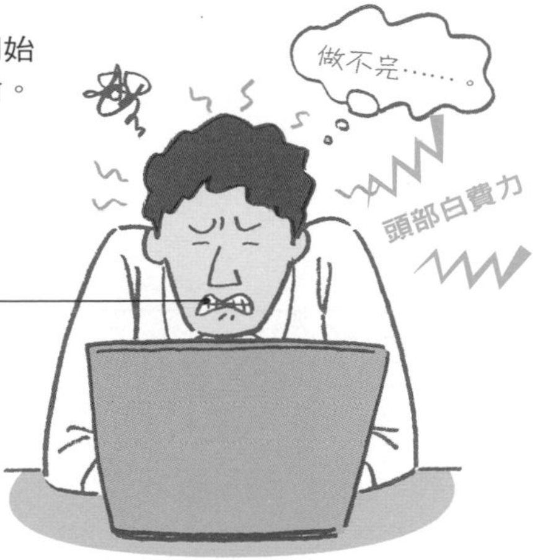
不自覺開始
咬牙切齒。
做不完……。
頭部白費力

舒緩用力咬合，同時釋放白費力！

日常生活中感受到壓力、覺得緊張時，就會用力咬牙。反過來說，若是習慣用力咬緊牙關，頭部也會容易產生白費力、累積壓力。想要改善，就需要放鬆咬合的力道。

7 眼睛操過頭，身體先崩潰

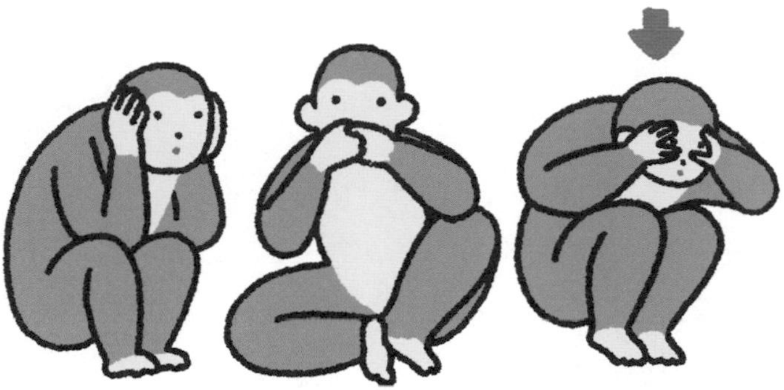

現代人在生活中，花非常長的時間看電腦辦公、盯著手機螢幕，所以大都用眼過度。而且，視線長時間集中於一點，也會讓頭部產生白費力。

眼睛所看到、接收到的資訊，會傳送到後腦勺，後腦勺因此一直處在工作狀態。一旦用眼過度，眼球周圍的肌肉開始緊繃，於是降低傳輸神經及血液循環機能。甚至，為了固定頭部、視線聚焦於一點，頸部肌肉也隨之緊繃，導致後腦勺及頸部都在白費力，也會加劇肩膀僵硬等不適症狀。

眼球運作與後腦勺僵硬有密切關聯，無意間就可能過度用力。

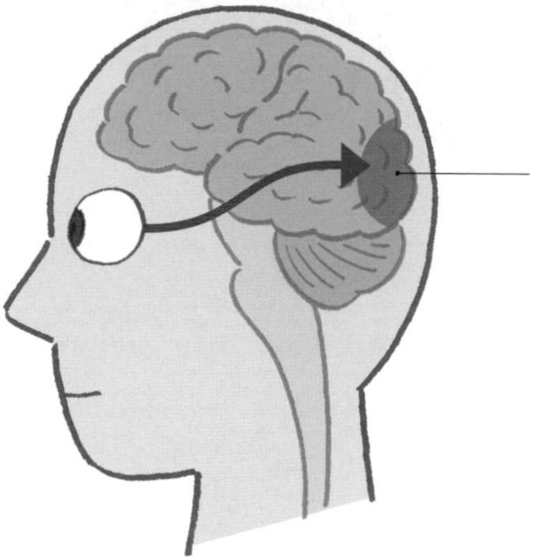

眼睛所看到的訊息都會傳送到後腦勺！

眼睛所看到的訊息，會透過視覺神經，傳送到位在腦部後方的枕葉，由主司視覺處理的枕葉，來判斷眼睛所看到的東西，但我們往往會為了想要看清，而不自覺用力盯著目標，導致眼球及周圍筋肉緊繃且疲勞。

當視線集中凝視於一個點，眼球也會開始產生白費力

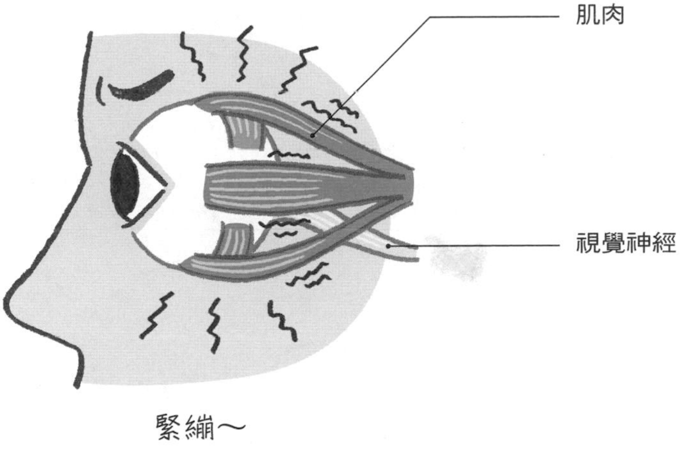

眼睛周圍有肌肉，且靠肌肉的力量，才能轉動眼球。當我們將視線集中於一個點上時，周圍肌肉也會跟著用力；而越是用力，除了壓迫眼球，也會影響眼睛周圍的血液循環，進而造成眼睛疲勞、頭痛等症狀。

頭部與眼部白費力無限循環

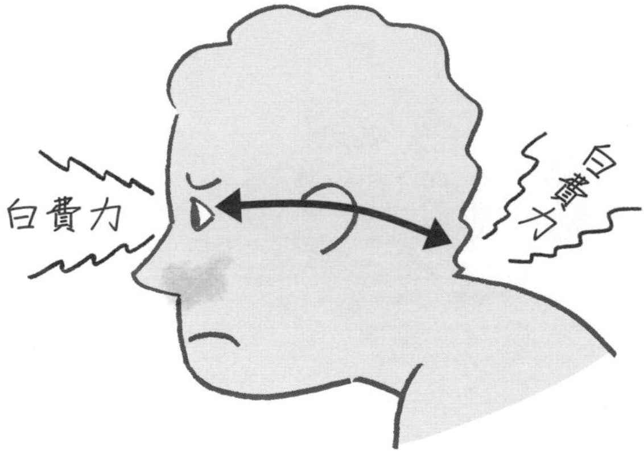

過度用力就會白費力！

用眼過度，會讓眼睛處在壓力狀態。為了穩定集中視線，後腦勺及頸部肌肉會變得緊繃僵硬。用眼過度與過度用力，彼此都在白費力，變成一個負面的加乘效果，大幅增加白費力的負面威力。

8 耳朵太用力，三半規管會異常

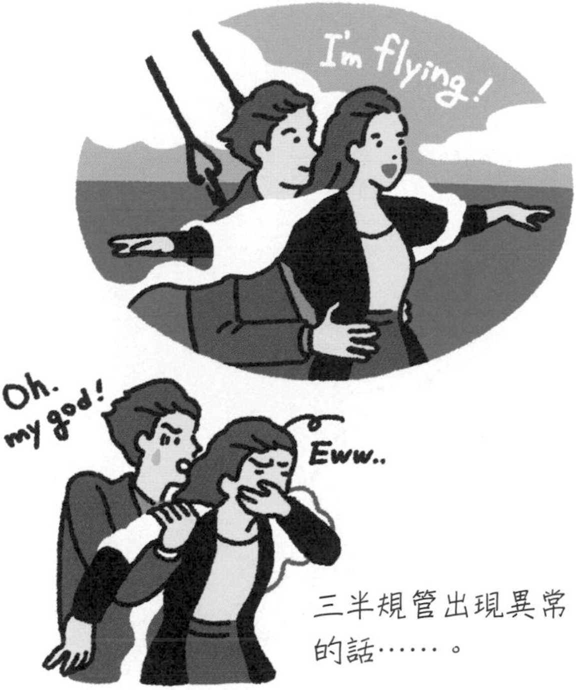
I'm flying!
Oh. my god!
Eww..
三半規管出現異常的話……。

頭部與頸部，可以說是最容易產生白費力的部位，而耳朵很靠近頭部及頸部，這表示耳朵也是一個容易被白費力影響的器官。耳朵結構中，有個部位被稱為內耳，主司身體平衡感的三半規管就在內耳。三半規管內部充滿淋巴液，淋巴液的狀態穩定與否，決定了身體的平衡感。

當頭部產生白費力，周圍肌肉緊繃，體內器官的液體循環會受到影響，內耳與深處的自律神經也因此失調。

頭部白費力也會壓迫耳朵內部

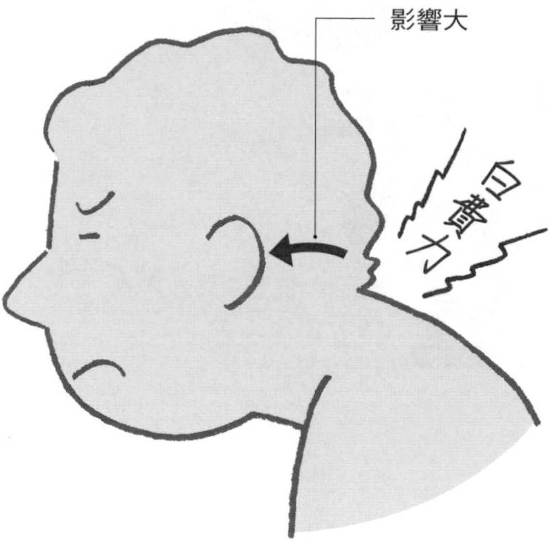

容易產生白費力的部位很接近耳朵

耳朵的位置，很靠近頭部與頸椎，當這些部位的肌肉因白費力而變緊繃時，就會在無意間影響耳朵。肌肉緊繃僵硬會引起連鎖反應，壓迫耳朵內部。

壓迫到三半規管中的液體

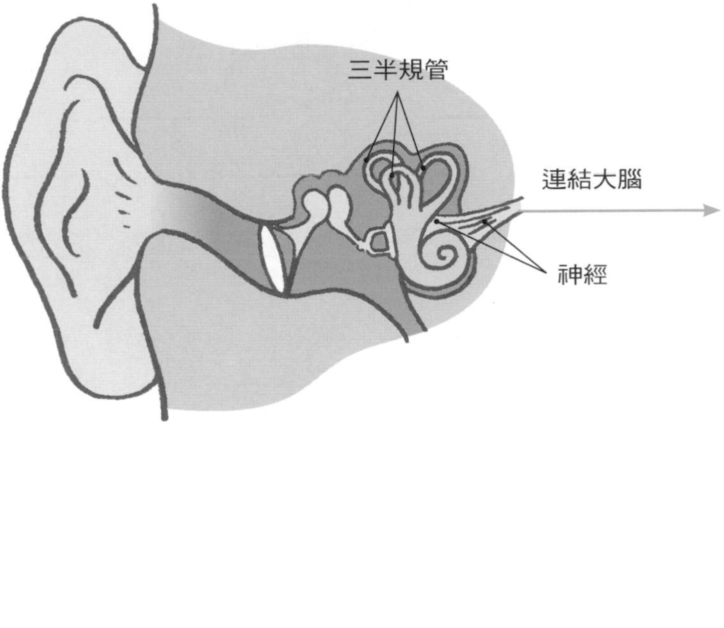

耳朵內部稱為內耳，當中的三半規管主司身體平衡。三半規管的外型，就像三個套連環，其內部充滿了淋巴液。淋巴液的狀態與平衡感息息相關，要是周圍的肌肉受到壓迫，也會影響到淋巴液的狀態。

自律神經失調，會在不知不覺中引起身體不適！

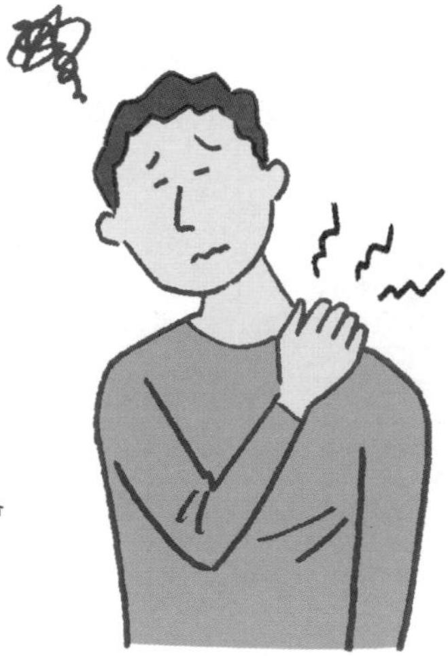

自律神經失調，也會
引起肩膀僵硬。

自律神經主司內臟器官及調節血液循環，與內耳構造也密切相關。耳朵周邊所產生的白費力，也會影響神經系統。一旦自律神經失調，身體各部位會開始出現各種不適。

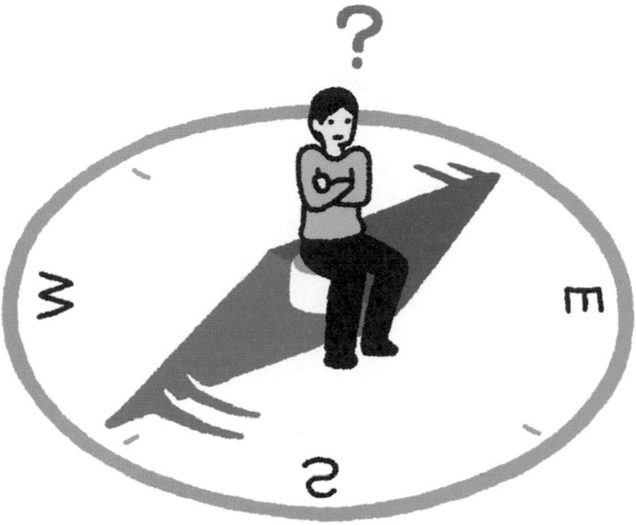

9 路痴，是因為身體定位認知出問題

路痴的特徵之一，就是無法客觀的判斷自己的位置，也無法正確掌握相對位置。原因就出在自己對身體器官的位置有錯誤認知，導致判斷位置的基準有誤差。

很多人想像的眼、耳、口、鼻的位置，其實都與真實位置有落差。若是以錯誤認知作為基準，也會導致自己的意識與現實有落差。雖然身體最終會以鼻骨及胸骨的位置來定位，但還是要先修正自己對器官位置的認知。

眼、耳、口、鼻位置的錯誤認知

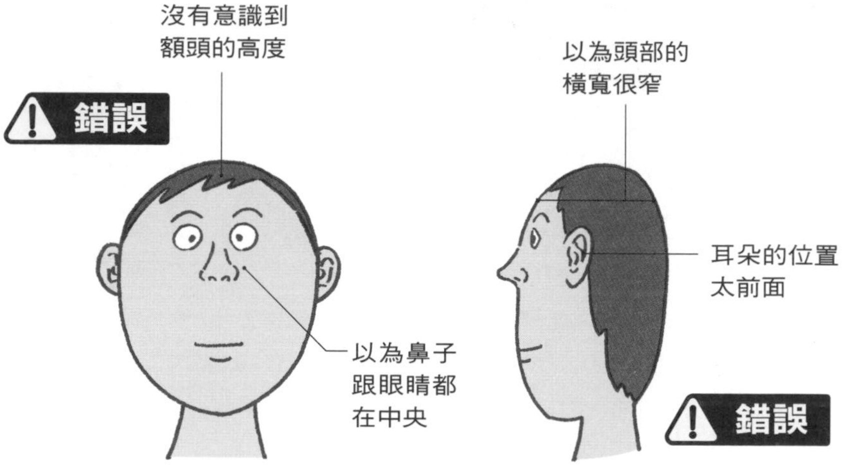
沒有意識到
額頭的高度
錯誤
以為鼻子
跟眼睛都
在中央
以為頭部的
橫寬很窄
耳朵的位置
太前面
錯誤

想像中的錯誤位置

大多數人想像中的眼、耳、口、鼻的位置，其實與人體的真實構造相去甚遠。舉例來說，有人誤以為眼睛接近頭頂、眼睛與鼻子都集中在中央、沒有意識到整顆頭是立體的、耳朵的位置也都太過前傾等。

以鼻骨及胸骨的位置來定位

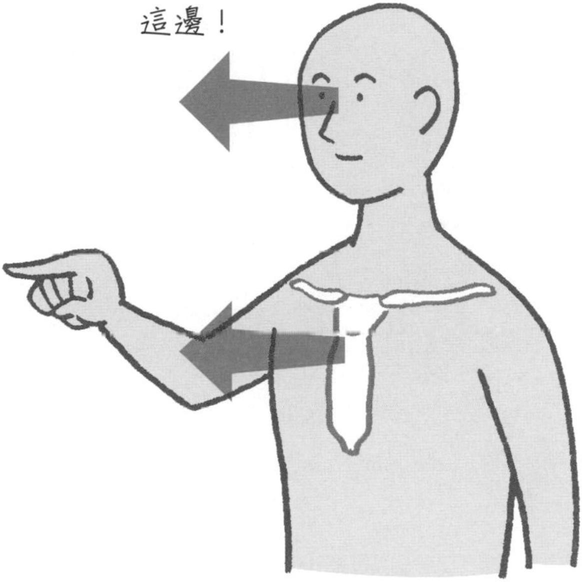

當我們對於眼、耳、口、鼻的位置有錯誤認知，連帶的會讓身體感覺有誤差，因此必須先修正對位置的認知。另外，人體是依據鼻骨及胸骨的位置來定位方向。鼻骨及胸骨位在整個身體的正中央，所以以鼻骨及胸骨的位置為基準，才能正確判斷方向。

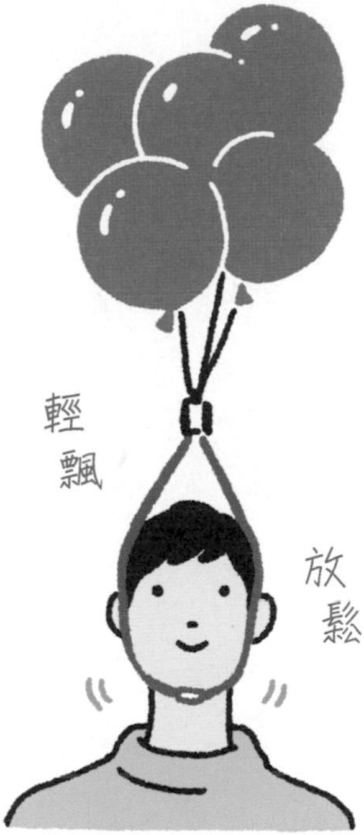

10 背骨挺直，身體就會放鬆

到目前為止，我們已經花了不少篇幅，來說明頭部白費力與身體的關聯性。若是真心想改善，唯一的方式就是解放頭部白費力。方法很簡單，就是挺直背骨，讓頭部放鬆，如此而已。

肌肉為了支撐身體，本來就會用力，如果骨架（骨頭）能好好支撐，其實根本不需要再花費多餘力氣。

第三章會進一步說明解放頭部白費力的具體方法。人體的骨盤下方部位稱之為坐骨，將坐骨當成承接的底盤，背骨挺直，如此就能好好支撐頭部，使之放鬆，白費力也就會消散。

放鬆，需要一點想像力

解剖學權威坂井建雄教授與本書作者木野村朱美的對談。身體莫名不適，可以透過亞歷山大技巧加以改善，此論點也得到坂井教授的支持，但是……。

（接續第七十七頁的內容）

坂　井：「舒緩脖頸與後腦勺的緊繃，用這樣的概念來正確的使用身體、改善身體不適，我認為非常合理。」

木野村：「非常謝謝您的肯定。」

坂　井：「只是呢，畢竟這與解剖學的實際事證還是有些不同……。」

木野村：「您的意思是？」

坂　井：「比如說，梨狀肌（參考第一七二頁）就是位在骨盆內，形狀像梨子的肌肉。」

木野村：「嗯，將背部打直，再將上半身慢慢往前彎，如此就能減輕腰部的負擔，舒緩臀大肌、梨狀肌等肌肉緊繃。」

坂　井：「我們常在許多圖片看到，梨狀肌是梨子狀的肌肉，但實際解剖時，會發現該部位肌肉，並不是想像中漂亮的梨子狀。」

木野村：「原來如此啊……所以您是說背部打直、上半身前彎讓骨盆肌肉放鬆，這個論點是錯的嗎？」

坂　井：「我不是這個意思。所謂對腰部造成負擔，是指骨盆往後傾，導致腰椎、脊椎歪斜，因而容易腰痠背痛。為了讓骨盆回到正確的位置，利用上半身前彎來活動髖關節，確實是可以減輕腰部負擔，這個論點沒有問題。」

木野村：「確實如此。」

坂　井：「我想表達的是，為了修正身體動作，利用想像來幫助當事人理解，並沒有問題。即便想像中的肢體、肌肉動作、關節開闔的方式等，與透過解剖學看到的截然不同，但是透過想像能讓患者更好理解，進而修正身體動作、改善問題，我認為這才是對患者而言，最優先且重要的事。」

（接續至第一九〇頁的解剖學權威怎麼說③。）

第3章

跟身體的所有不適說掰掰

四個步驟釋放頭部白費力

在針對各個不同的症狀對症下藥之前，
先利用基本四步驟，來釋放頭部白費力吧。

坐著做、
站著做、
都 OK！

STEP 1 坐骨支撐整個上半身及頭。

坐骨就是骨盆最底下的骨頭，像底盤一樣撐托住脊椎、頭腦。
大多數人都以為坐骨位在臀部兩側，其實正確位置應該是在兩腿之間。
各位不妨試著想像在兩腿之間有一個基座吧。

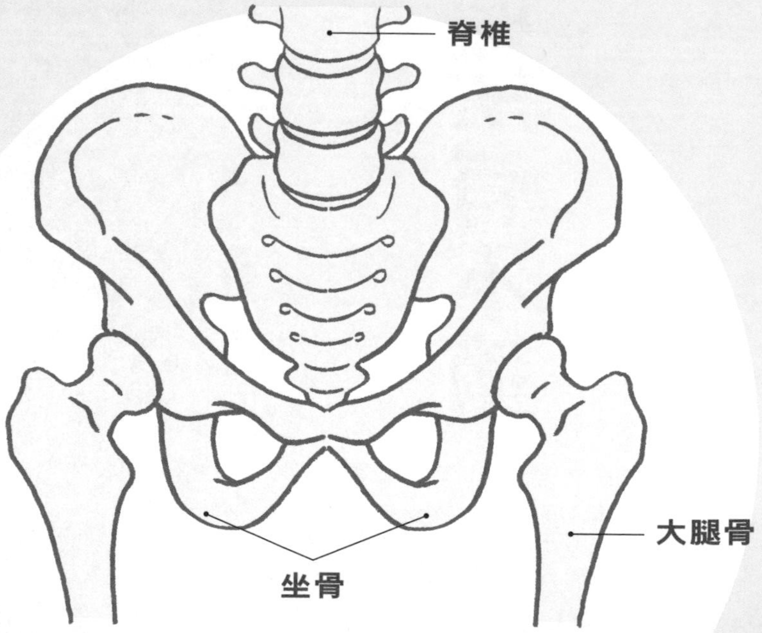

STEP 2 脊椎挺直，脊椎不是頂在背部，而是置於整個身體的中央。

大多數人都以為脊椎是貼著背，其實脊椎位在身體正中央，所以應該要想像脊椎是中心柱、撐住上半身的支架。

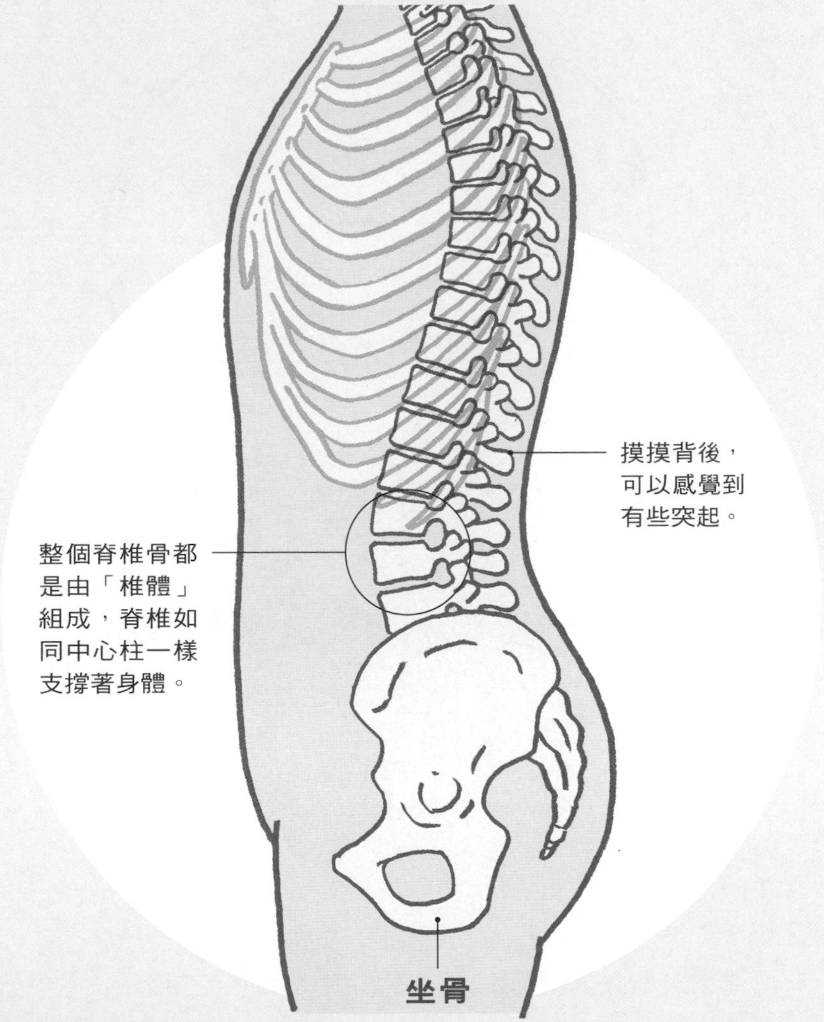
摸摸背後，
可以感覺到
有些突起。
整個脊椎骨都
是由「椎體」
組成，脊椎如
同中心柱一樣
支撐著身體。
坐骨

STEP 3 頸椎位在我們吞嚥時，感覺到喉嚨滾動位置的後面。

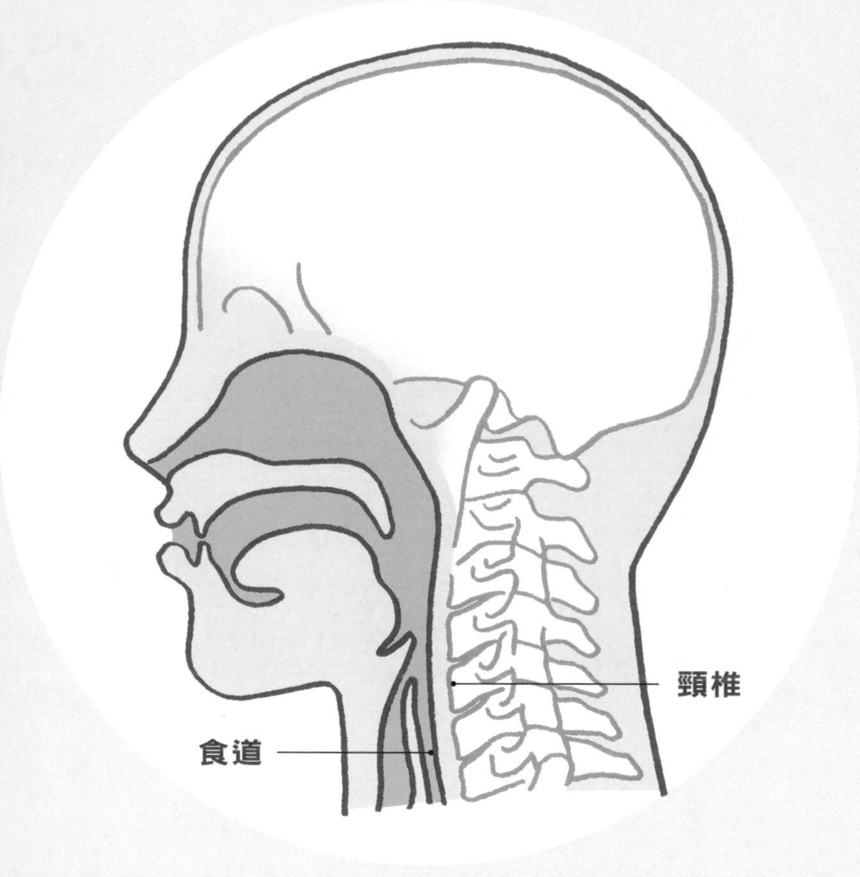

當我們吞嚥時，能感受到喉嚨滾動，
其位置後面就是頸椎。頸椎在整條脊椎的頂端。

STEP 4 坐骨 → 脊椎 → 頸椎，一體成形，撐住上半身及頭部，讓頭部放鬆。

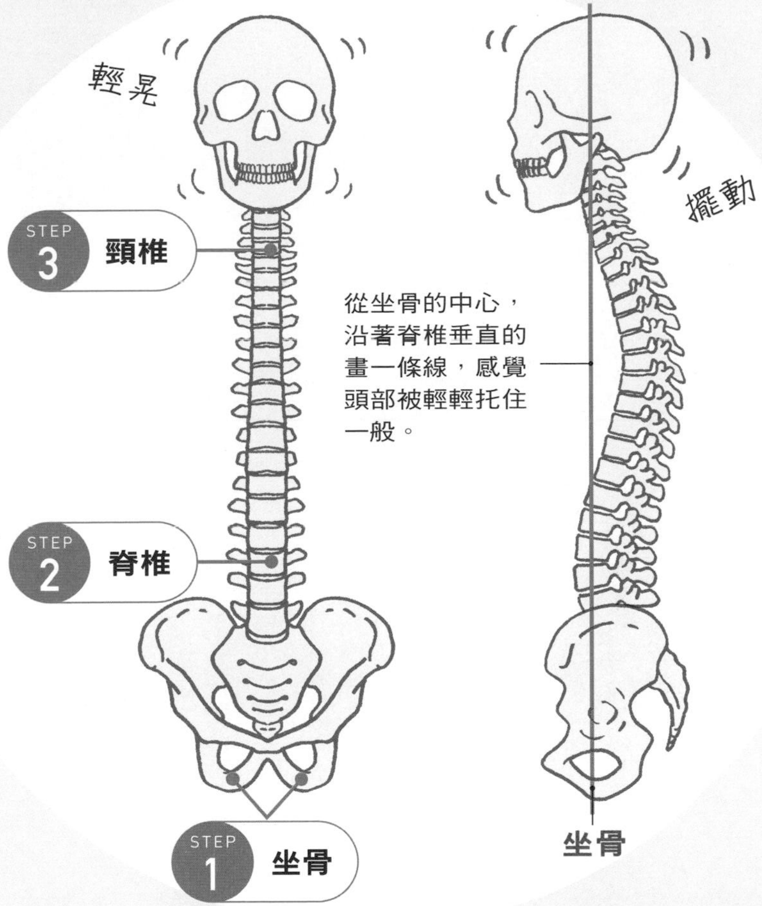
輕晃
STEP 3 頸椎
STEP 2 脊椎
STEP 1 坐骨
擺動
從坐骨的中心，沿著脊椎垂直的畫一條線，感覺頭部被輕輕托住一般。
坐骨

將坐骨當成底座，脊椎挺直，向上延伸到頸椎，骨架就像支架，
輕托著頭部。想像底座上插了一根直挺挺的棒子，
棒子頂端托著一顆球，維持整體平衡。

1 肩膀僵硬

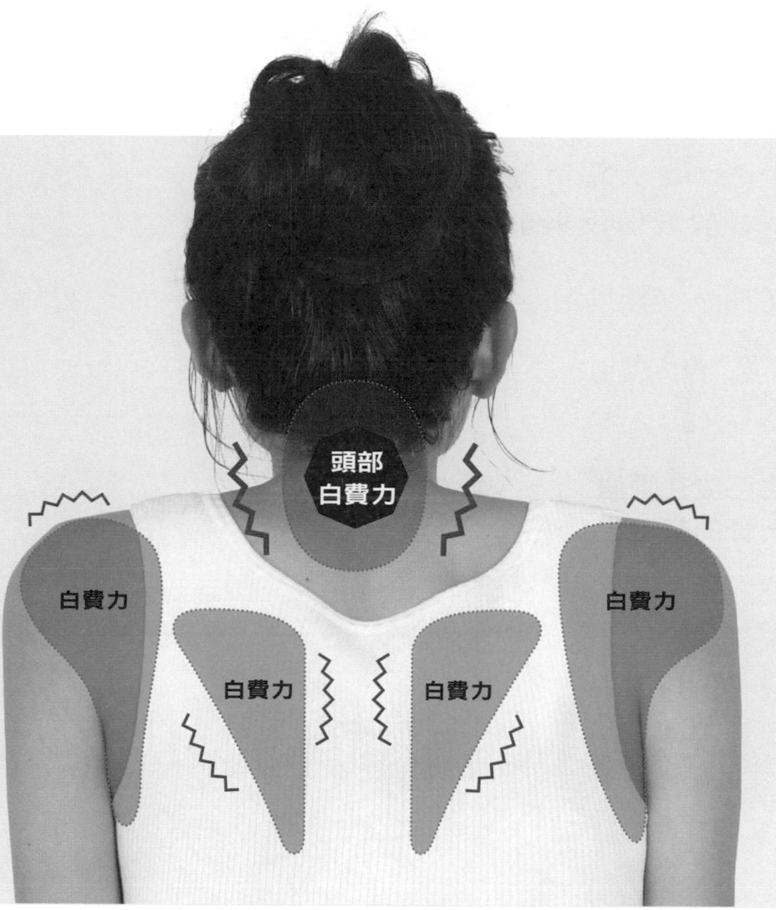

頭部白費力就是主因！

後頸部整個超僵硬，連肩胛骨都硬梆梆、動不了！

用眼過度，會讓後頸變得緊繃僵硬

坐在辦公室工作，經常需要集中視線、過度用眼，長時間下來會讓後頸越來越緊繃僵硬，如此就會造成頭部白費力，肩膀及腋下的肌肉也隨之緊繃，肩胛骨也會越來越僵硬，讓肩膀硬梆梆。

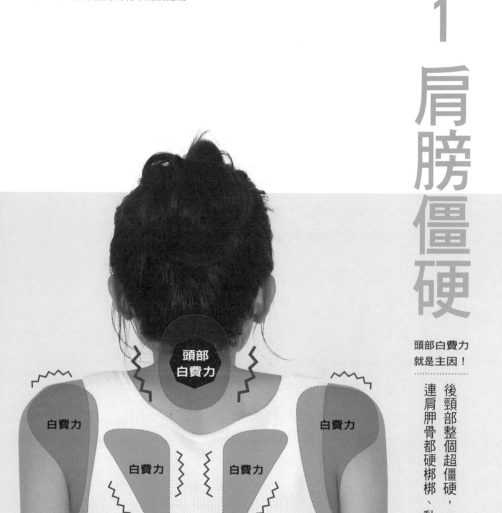

在鎖骨處畫一個
大大的扇形

大幅度擺動肩胛骨，
放鬆僵硬緊繃的肩膀及腋下。

Step 1

**將手放在兩側
鎖骨的交接處**

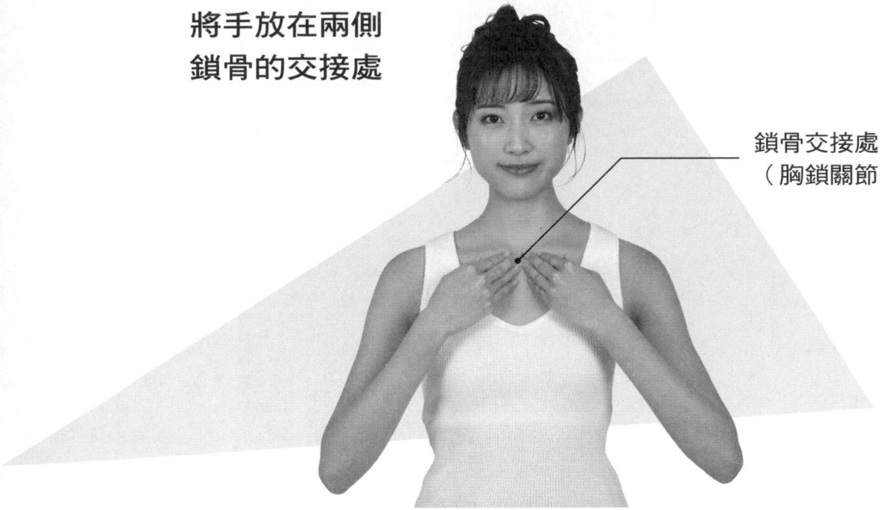

Step 2　以鎖骨交接處為支點，畫一個大大的扇形（後方→上方→前方）

大大的
扇形！
1
肩胛骨
內壓。
往後
2
肩胛骨
往上提。
往上
3
肩胛骨
打開。
往前
解放
自然放下
肩胛骨及整個肩膀
都放鬆了！

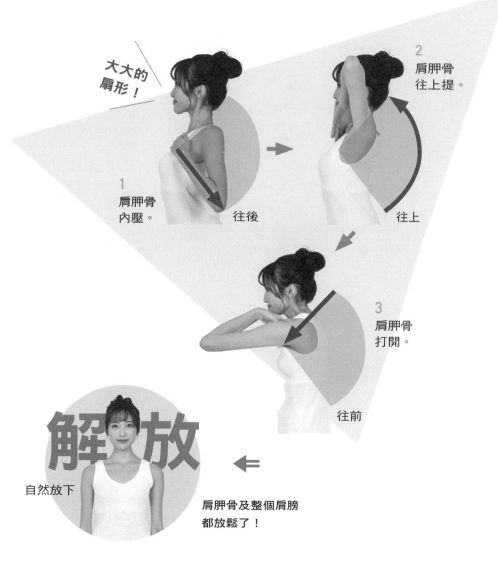

2 腰痛

頭部白費力
就是主因！

想像中位置與現實位置的落差，導致骨盆整個縮起來，周圍肌肉都變得緊繃。

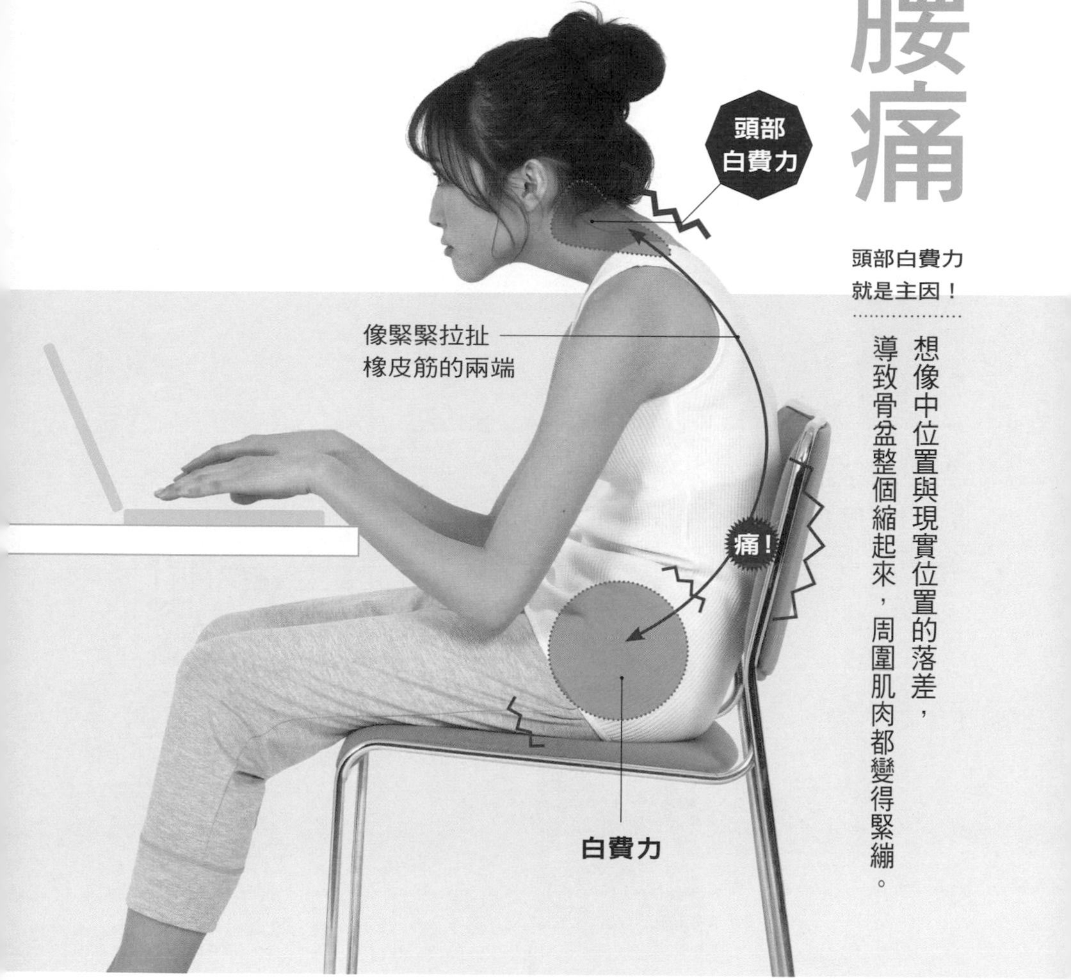

頭緊繃也會影響腰部

因為害怕屁股變大，不少人坐著的時候會縮起屁股、坐姿前傾。其實骨盆的體積滿大的，錯誤的想像，反而會讓骨盆過度緊縮、變得僵硬，進而腰痛。

用手腕來測量骨盆的高度

確認骨盆的實際大小，
好好認識上半身的底座吧！

Step 1

坐在椅子上，用手腕的長度來目測骨盆高度

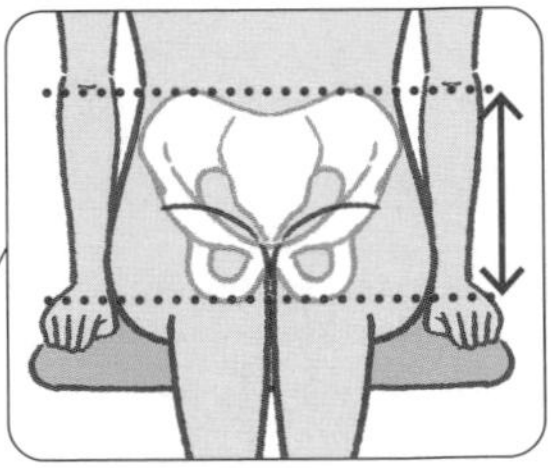

骨盆的高度差不多就是椅面到肘關節的高度。

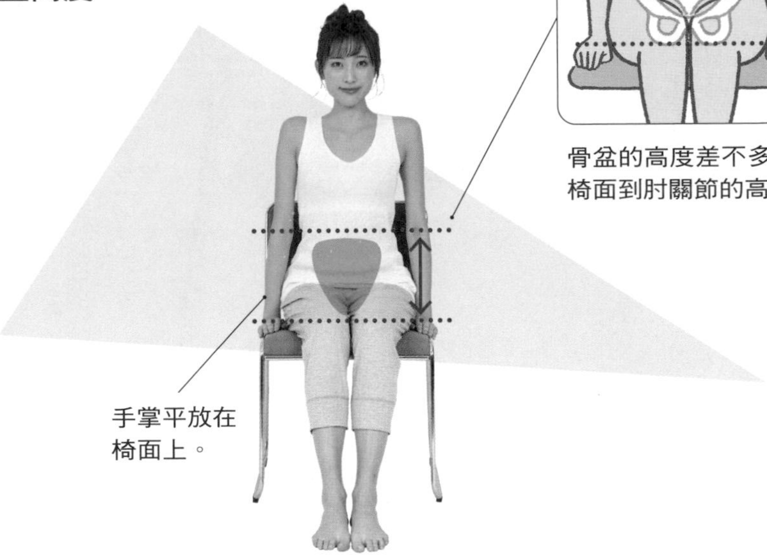

手掌平放在椅面上。

Step 2

以骨盆為中心，脊椎挺直立起來，想像頭部被輕輕托著

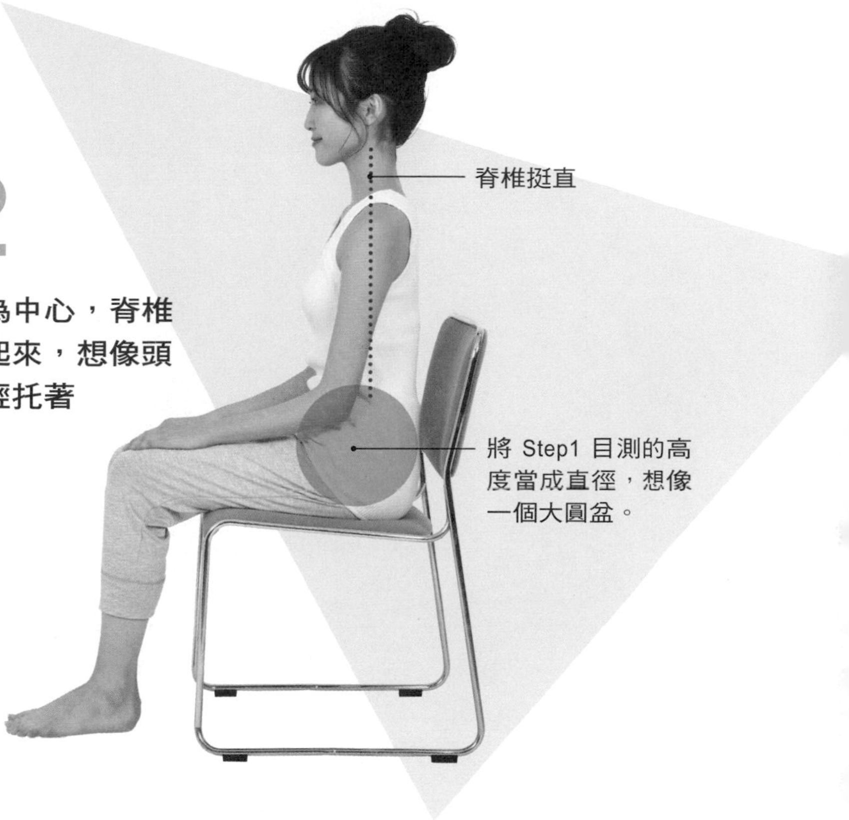
脊椎挺直
將 Step1 目測的高度當成直徑，想像一個大圓盆。

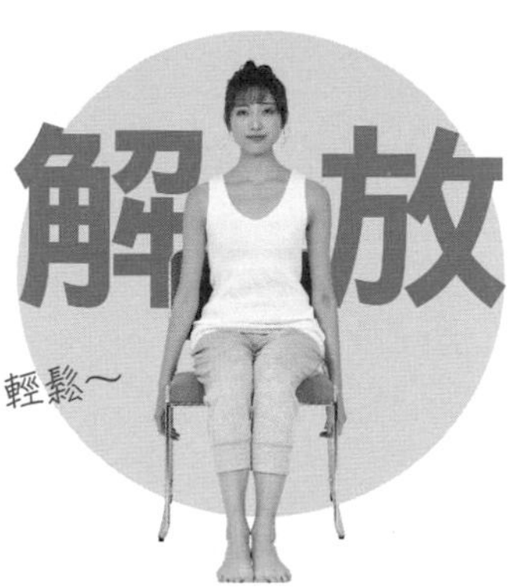
解放
輕鬆～

舒緩頭與骨盆，再也不緊繃！

3 胸痛

頭部白費力就是主因！

後頸產生的白費力，也會讓脊椎緊繃！與脊椎相連的肋骨、周圍的肌肉也都會受到影響。

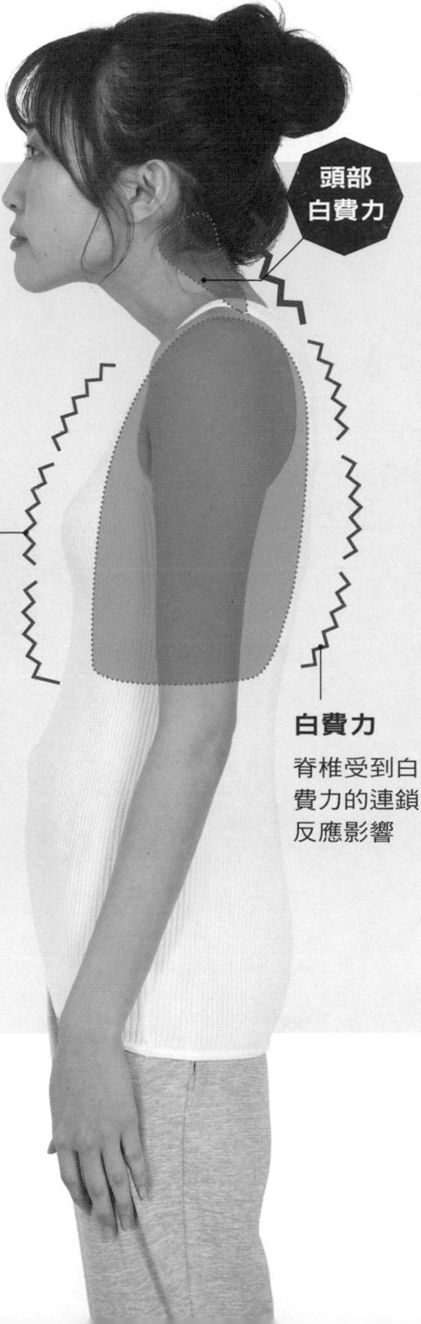

白費力

與脊椎相連的肋骨變得僵硬難動

白費力

脊椎受到白費力的連鎖反應影響

脊椎變僵硬，肋骨也會難以活動

後頸的白費力，也會影響到脊椎，而肋骨與脊椎之間靠關節相連，肋骨會因此變得難以活動，其周圍的肌肉也會隨之緊繃。此外，肋骨與肌肉也和呼吸有關，當肋骨與肌肉緊繃僵硬，就會呼吸不順，造成胸痛。

幫背部充氣吧！

深呼吸讓背部充滿空氣，解開肋骨與脊椎的束縛！

Step 1

面對椅背、胸前墊著抱枕，讓上半身垂下

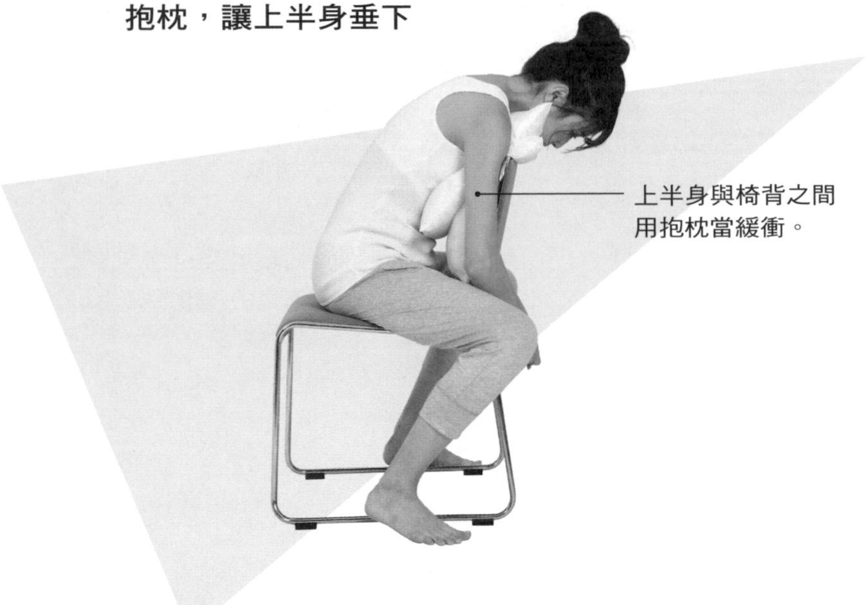
上半身與椅背之間
用抱枕當緩衝。

Step 2

用鼻子深呼吸，讓背部充滿空氣

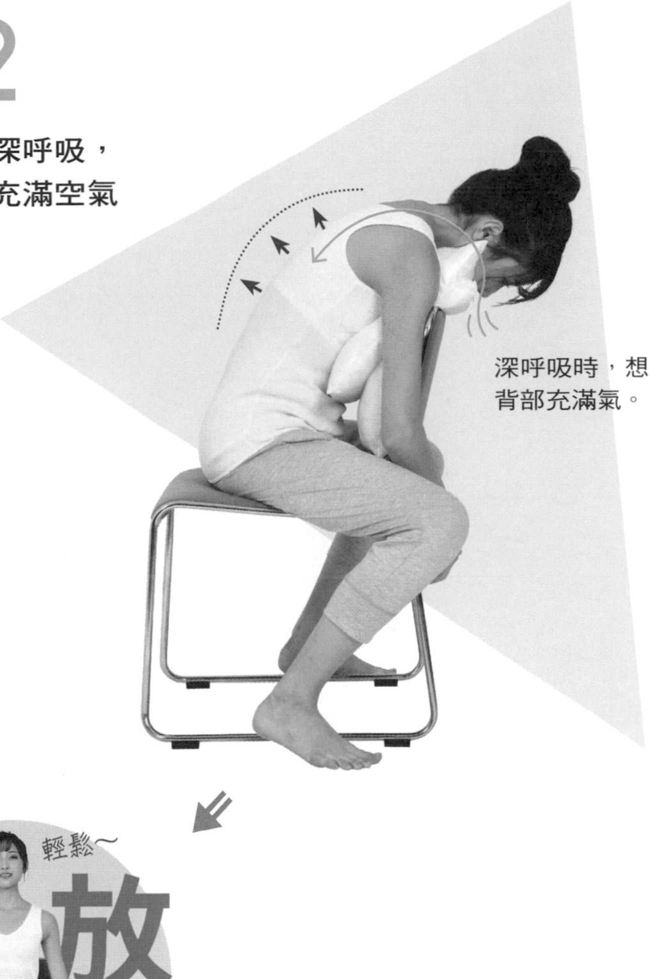
深呼吸時，想像
背部充滿氣。

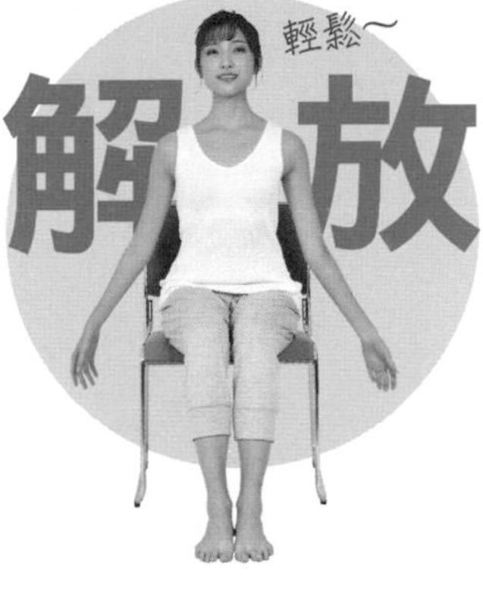
輕鬆～
解放

透過深呼吸，
舒展脊椎與肋骨！

4 脖子痛

頭部白費力就是主因！

以為脖子沒有肌肉、都是骨頭，反而讓頸部肌肉更僵硬！

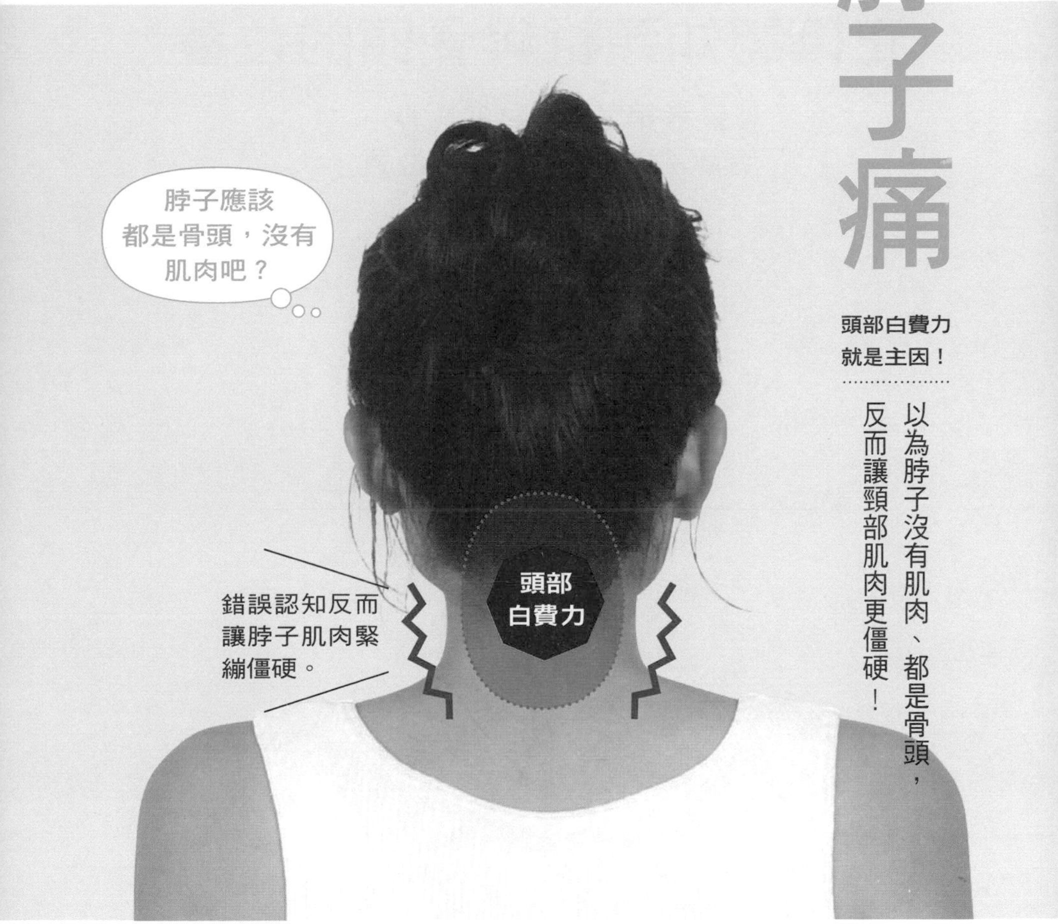
脖子應該都是骨頭，沒有肌肉吧？
錯誤認知反而讓脖子肌肉緊繃僵硬。
頭部白費力

脖子肌肉緊繃僵硬，會造成疼痛不適

頸椎的骨頭，大約是成人的兩根手指頭粗，頸椎位在脖子內，周圍都有肌肉保護。很多人會把脖子痛，誤以為是頸椎的骨頭在痛，但其實是脖子肌肉僵硬導致疼痛。這樣的錯誤認知，讓肌肉一直處在緊繃狀態、沒有放鬆，所以疼痛才不會消失。

正確認知頸椎與骨頭的位置

參考第 126 頁的說明，
實際去感受頸椎骨頭位置。

Step 1

喝口水

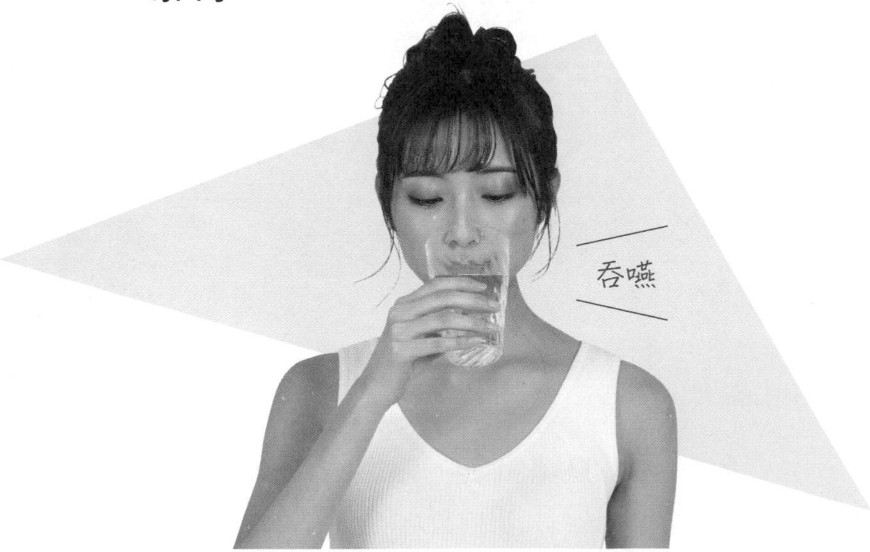

Step 2

吞下去的同時，試著感覺一下自己的脖子後面

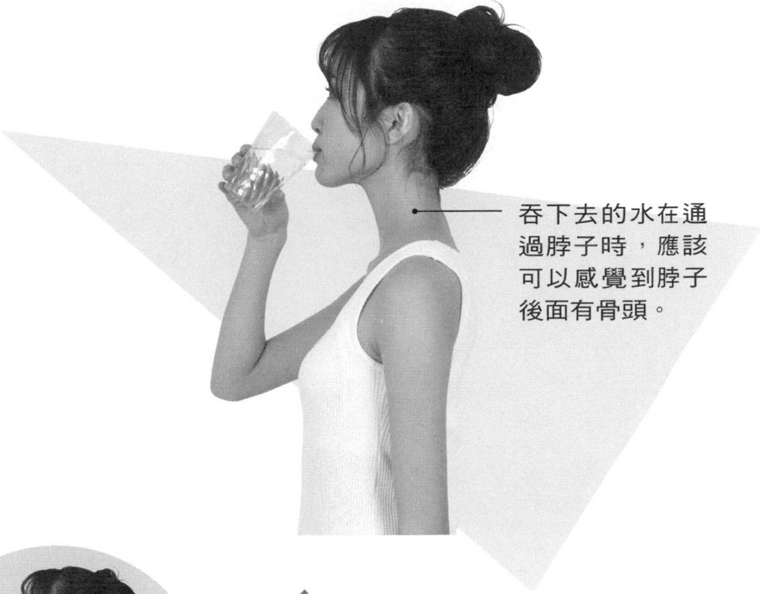
吞下去的水在通過脖子時，應該可以感覺到脖子後面有骨頭。

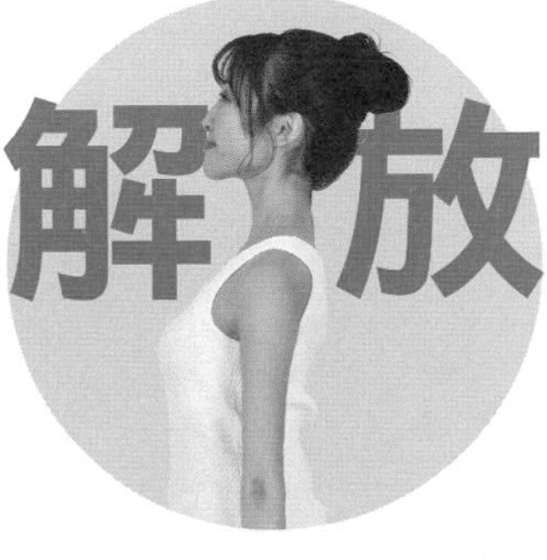
解放

頸椎可以正常支撐頭部，白費力就消失了！

5 頭痛

頭部白費力
就是主因！

後頸一旦僵硬緊繃，則會影響到頭的兩側！
用眼過度及咬緊牙關也會造成不適！

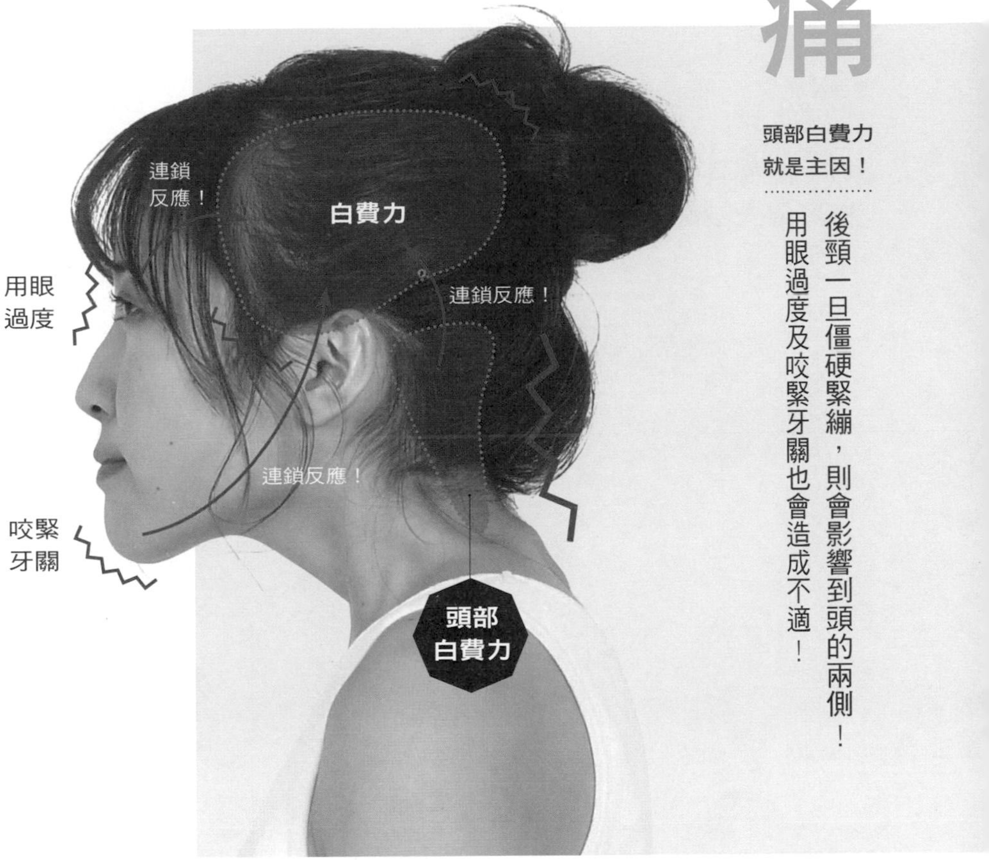

咬牙切齒、用眼過度都會產生不良影響！

頭產生的白費力，讓頭腦兩側隨之緊繃。緊繃與僵硬會引起頭痛，加上頭的兩側肌肉與咬合有關，而用眼過度則會使兩側肌肉越發緊繃，因此用眼過度、用力咬合，都是引起頭痛的原因。

拉開耳朵

伸展緊縮的側頭部肌肉！

Step

兩手捏著耳朵，
將耳朵向四周拉開

沿著頭部，稍稍往後傾，往外拉開。

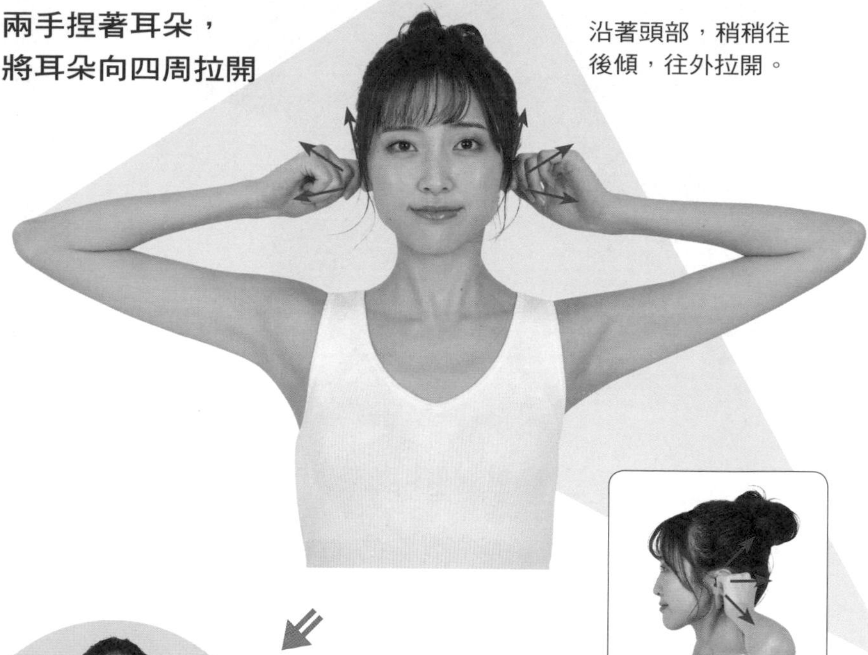

從側面看，耳朵呈現放射狀般被往後拉開。

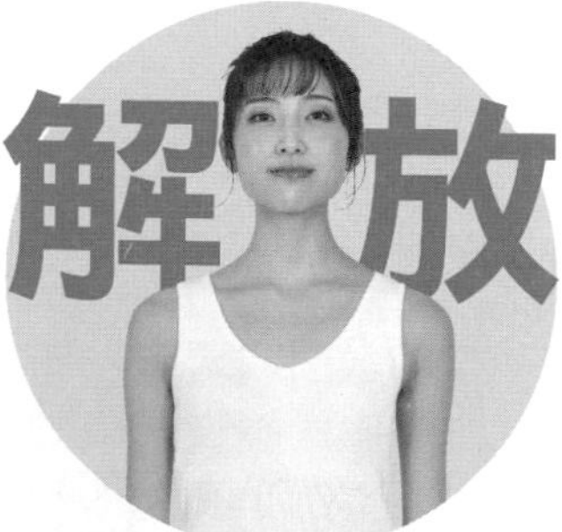

徹底釋放頭兩側的緊繃！

6 下顎痛

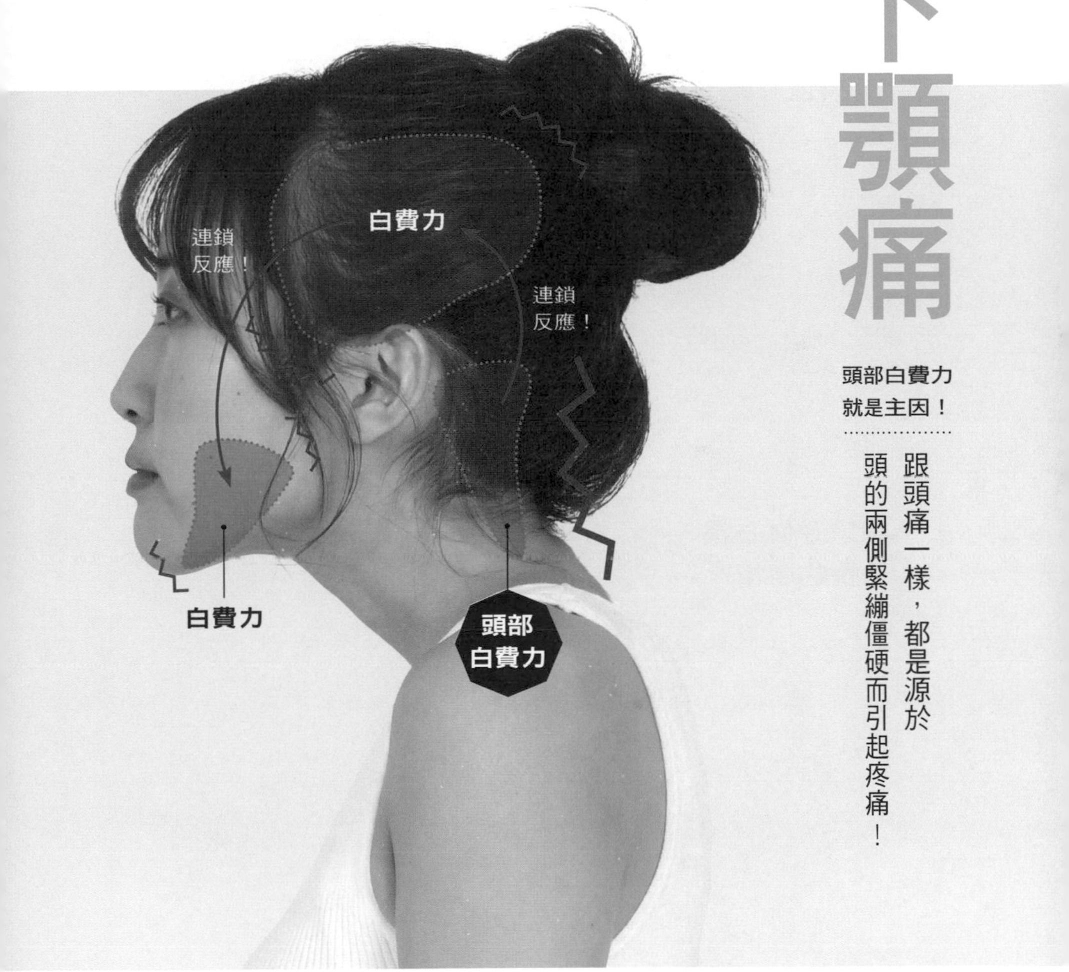

頭部白費力
就是主因！

跟頭痛一樣，都是源於頭的兩側緊繃僵硬而引起疼痛！

咀嚼肌受到影響而緊繃，導致下顎疼痛不適

從頭的兩側，一直延伸到顴骨下方，這區肌肉都與咀嚼相關，且連接至下顎。大面積的肌肉因過度咬合變得僵硬，很容易讓人誤會是骨頭在痛；但其實是咬肌、咀嚼肌等肌肉僵硬，才導致下顎疼痛。

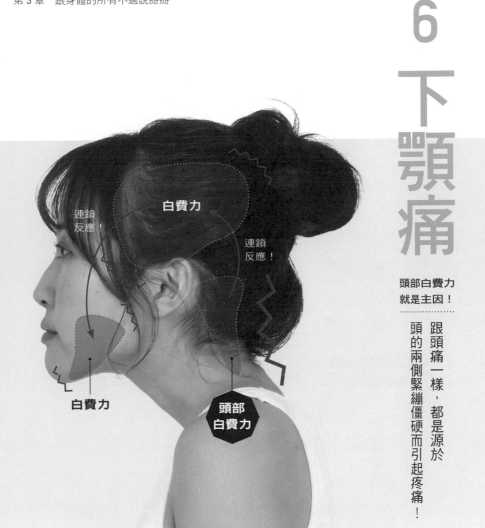

往下張嘴，舒展下顎，再呼吸、吐氣！

因為壓力而用力咬緊牙關，
會讓下顎肌肉緊繃。

Step 1

想想令你心情愉快的事情

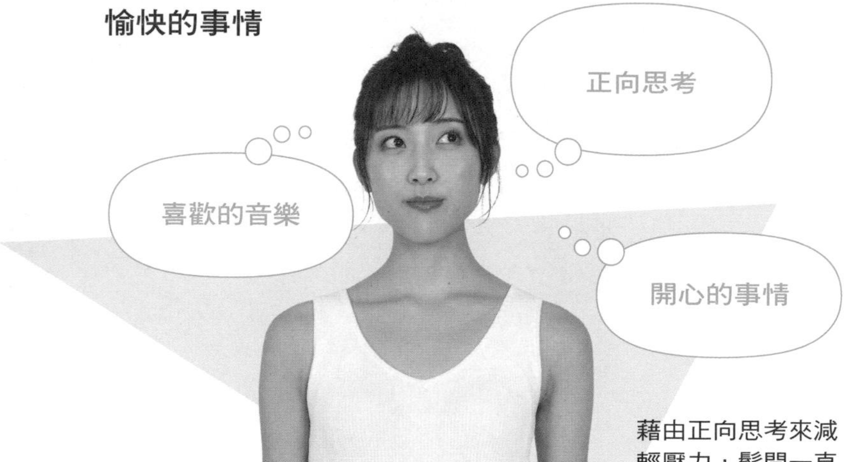

藉由正向思考來減輕壓力，鬆開一直咬緊的牙關。

Step 2

深吸一口氣，然後將下顎往下，張開嘴巴緩緩吐氣

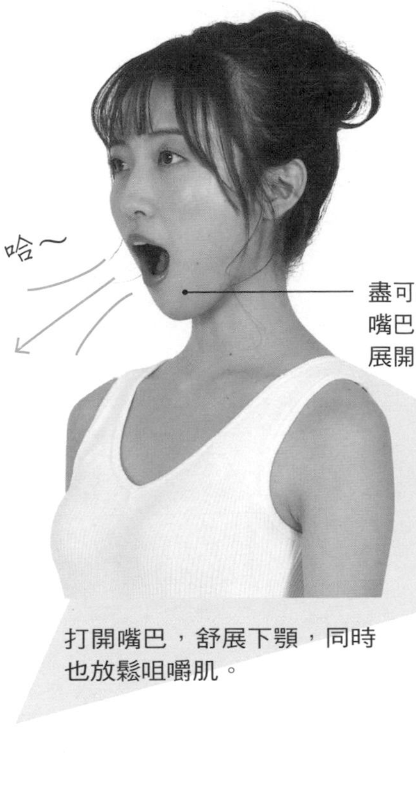

盡可能自然的張開嘴巴，讓下顎有舒展開來的感覺。

打開嘴巴，舒展下顎，同時也放鬆咀嚼肌。

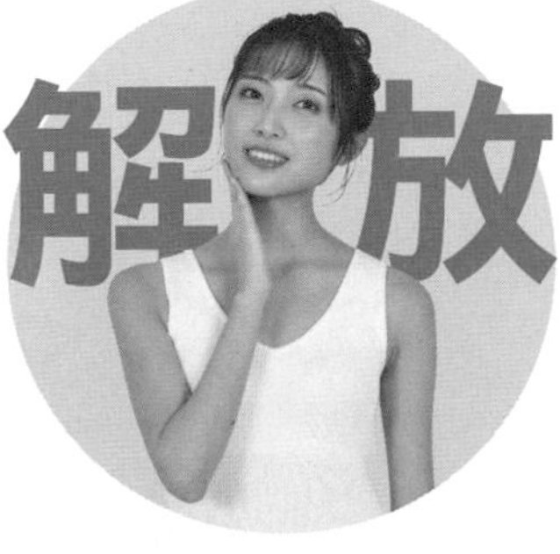

深呼吸有助於減輕壓力！

7 肩膀痛

頭部白費力就是主因！

不自覺聳肩，會拉扯肩膀與手臂的肌肉，使之緊繃。

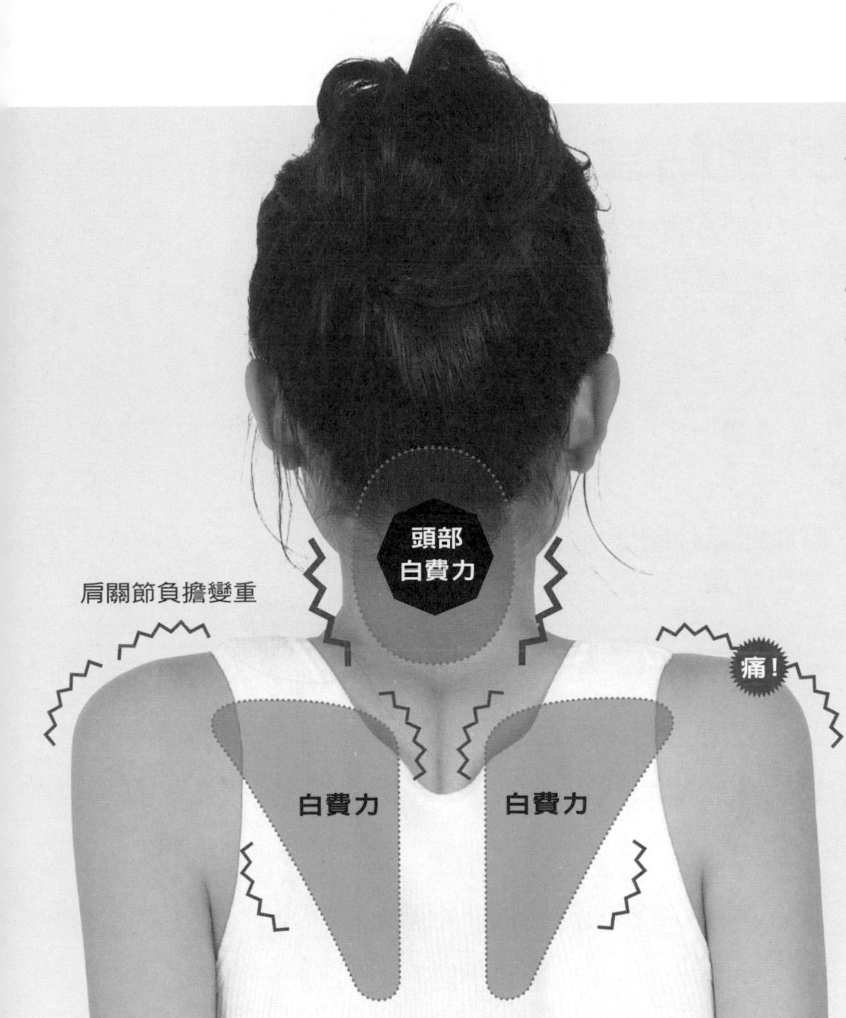
頭部
白費力
肩關節負擔變重
痛！
白費力
白費力
肩胛骨變得僵硬難動

手臂與肩膀連接處的肩峰，並不是肩膀的一部分

從解剖學來看，整個手臂其實涵蓋了鎖骨、肩胛骨，這幾個部位的骨頭連動，都與彼此有關、互相牽引。肩峰並不單指肩膀，它還連接鎖骨，是很重要的中心連結點。肩峰的動作，並不等於肩膀的動作，錯誤認知反而會加重肩關節的負擔！

腳趾頭抵住牆壁，身體站直，手向上舉高

努力將手往上舉高，像是要把
肩胛骨整個打開，藉此減輕肩關節的負擔！

Step 1

腳趾頭抵住牆壁，
身體站直

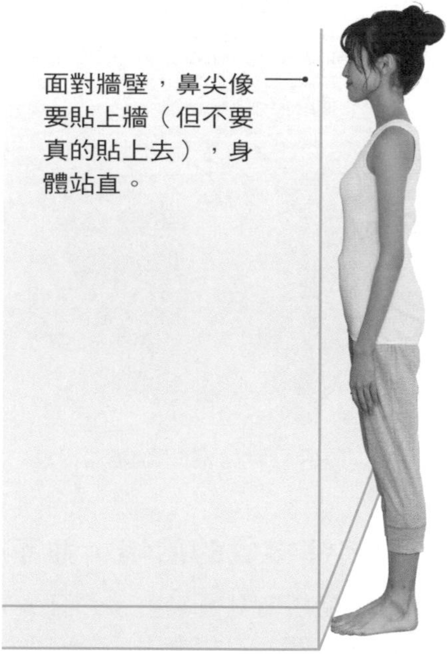
面對牆壁，鼻尖像要貼上牆（但不要真的貼上去），身體站直。

Step 2

沿著牆壁，盡可能將手臂往上伸

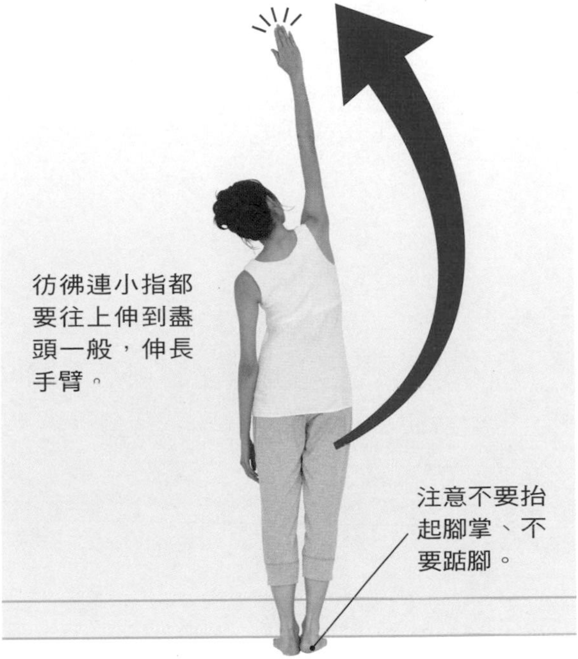
彷彿連小指都
要往上伸到盡
頭一般，伸長
手臂。
注意不要抬
起腳掌、不
要踮腳。

後腳跟併攏、腳掌打開，保持平衡。

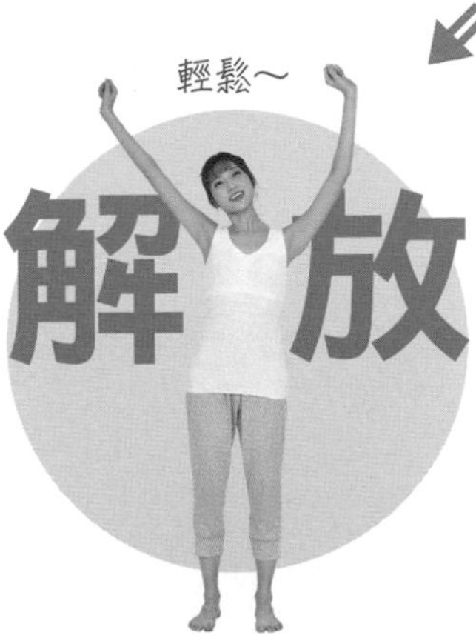
輕鬆～
解放

舒展肩胛骨與鎖骨，減輕肩膀的負擔！

8 背痛

頭部白費力就是主因！

後頸與背變得緊繃，背部僵硬難動，導致腰部動作所承受的壓力變大了。

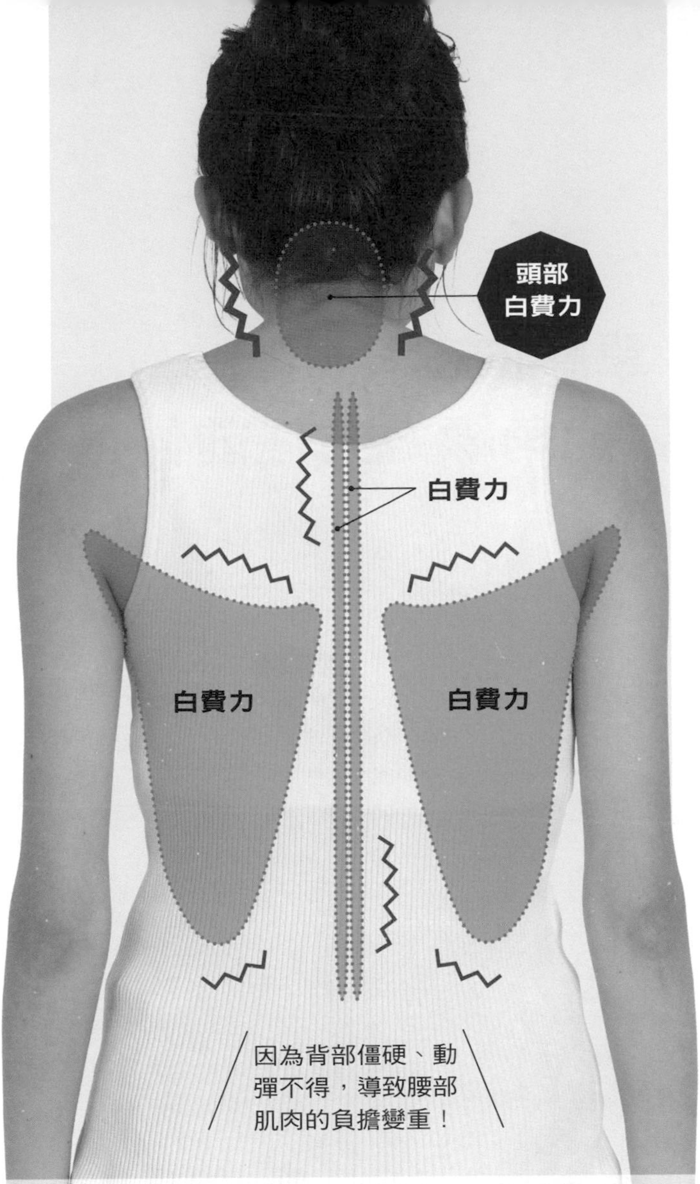
頭部
白費力
白費力
白費力
白費力
因為背部僵硬、動
彈不得，導致腰部
肌肉的負擔變重！

鮮少活動背部，容易緊繃僵硬

當後頸緊繃時，背部也會變僵硬。日常生活中，我們較少活動背部，本來就會漸漸僵硬。當越少活動背部，對腰部的負擔就會越重，因此，從肋骨下緣一直到整個背部（闊背肌），都會疼痛不適。

單腳向前伸出，
手臂朝對角線方向往前伸直

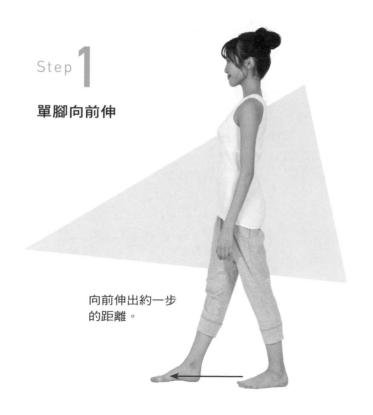

Step 1

單腳向前伸

向前伸出約一步
的距離。

Step 2

若是右腳往前伸出一步，便用左手全力往前伸直，讓背部有拉開的感覺

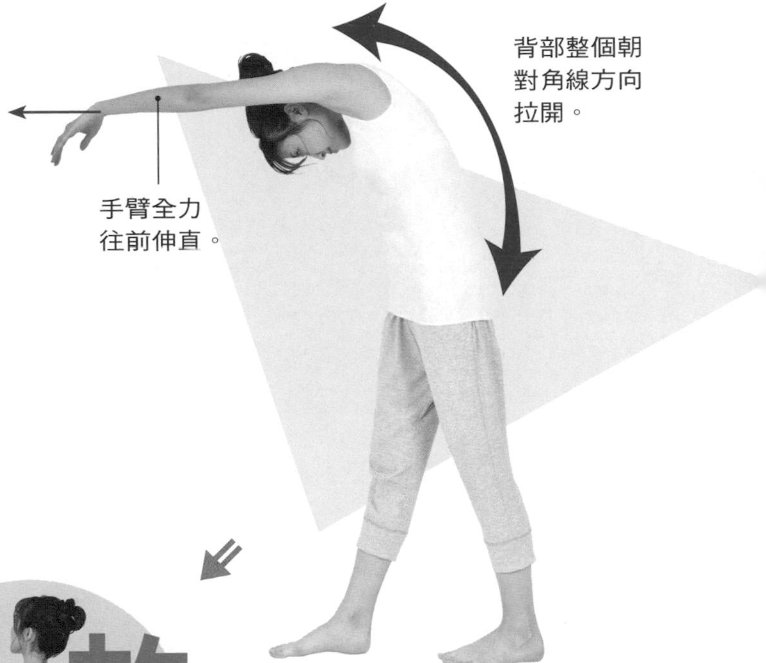
背部整個朝
對角線方向
拉開。
手臂全力
往前伸直。

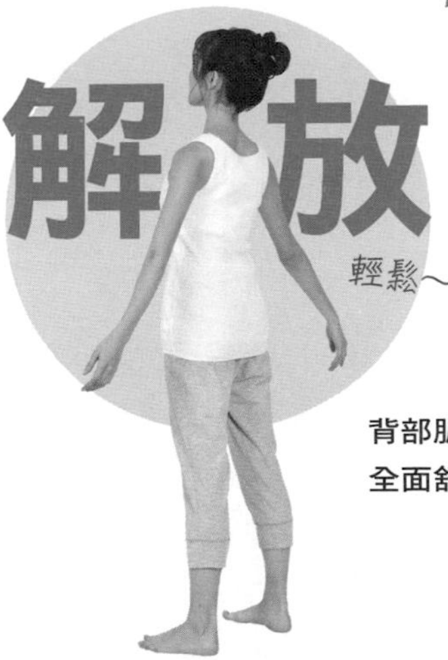
解放
輕鬆～

背部肌肉獲得全面舒展！

9 腋下痛

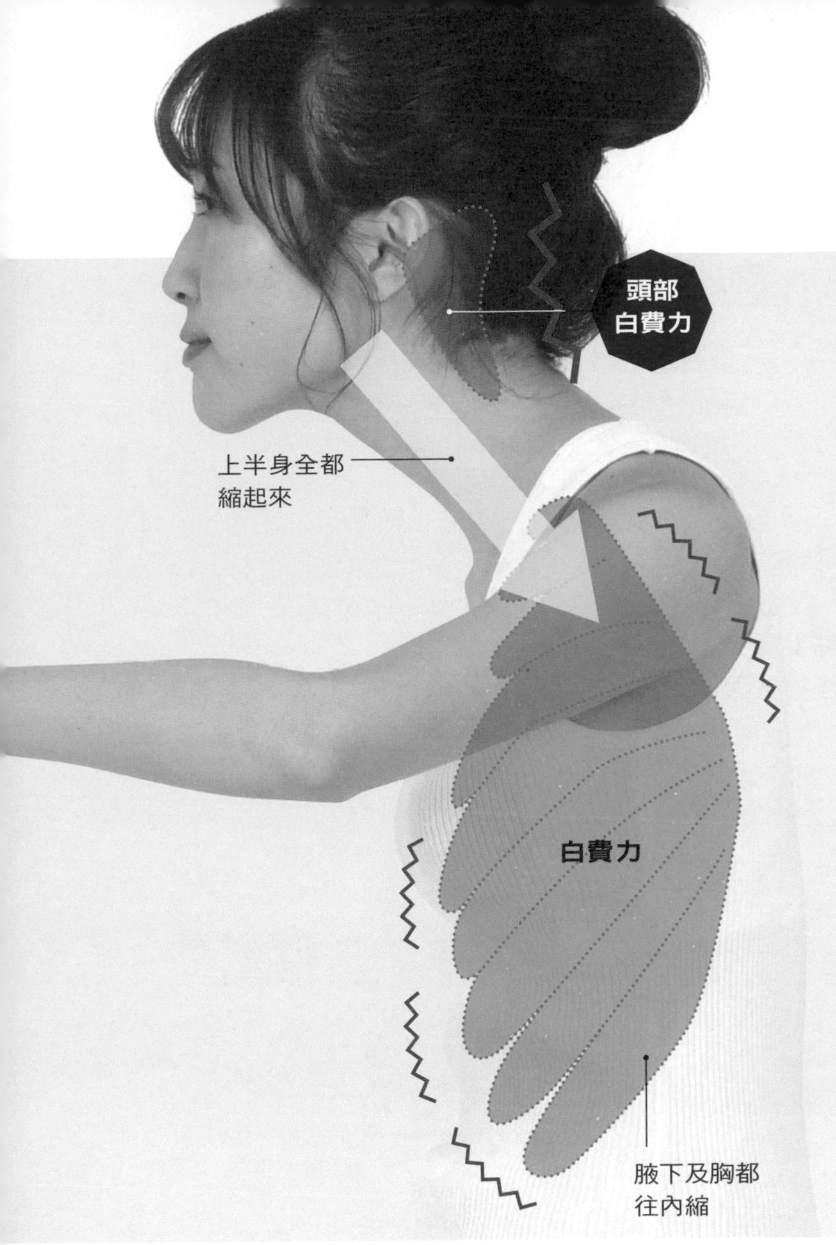
頭部
白費力
上半身全都
縮起來
白費力
腋下及胸都
往內縮

頭部白費力
就是主因！

縮起上半身，這個動作會讓腋下和胸部跟著內縮，進而緊繃僵硬！

壓力越大，越會讓胸部整個往內縮

當有煩惱時，不只會產生頭部白費力，也會讓胸口緊縮、呼吸變急促，如此會導致肋骨、胸腔收縮，腋下肌肉也隨之緊繃，且產生疼痛不適感。而胸腔緊縮，就是引起腋下疼痛的主因。

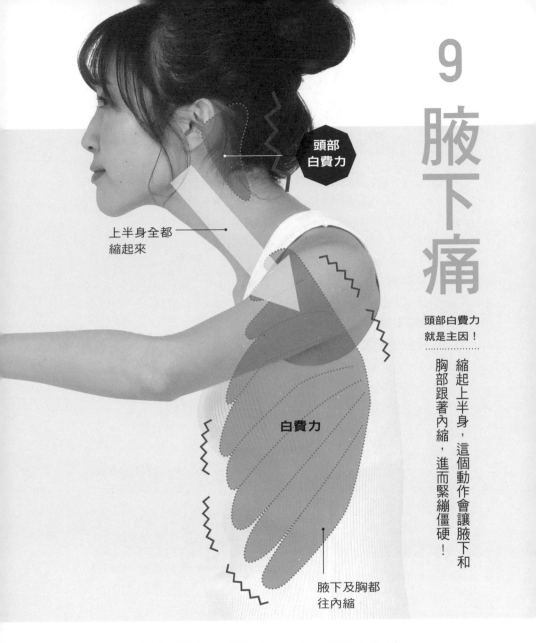

徹底伸展身體兩側

擺動上半身、全力伸展，藉此舒緩緊繃的腋下肌肉！

Step 1

將手臂彎曲，輕放在頭上

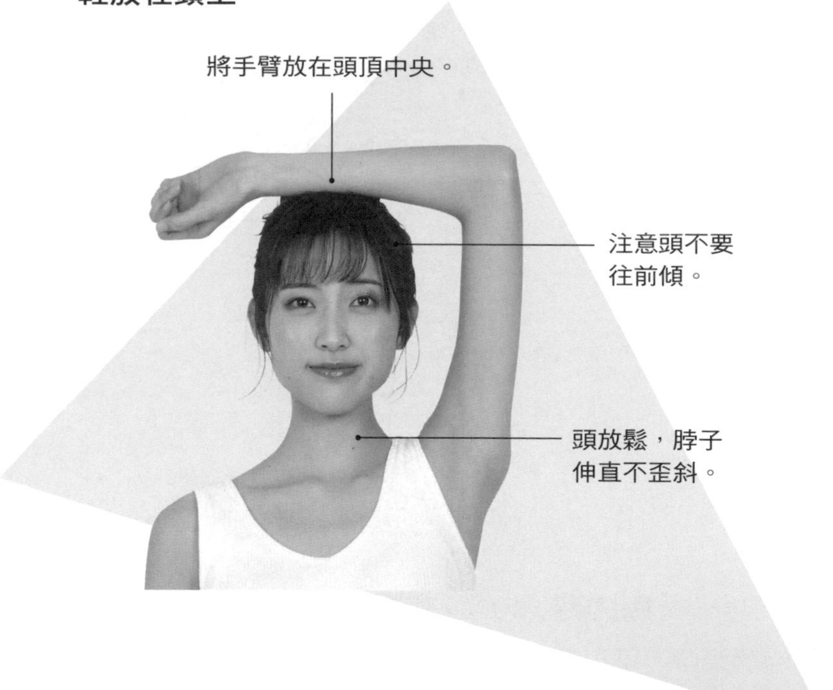
將手臂放在頭頂中央。
注意頭不要往前傾。
頭放鬆，脖子伸直不歪斜。

Step 2

想像上半身整個往上拉伸，並彎曲

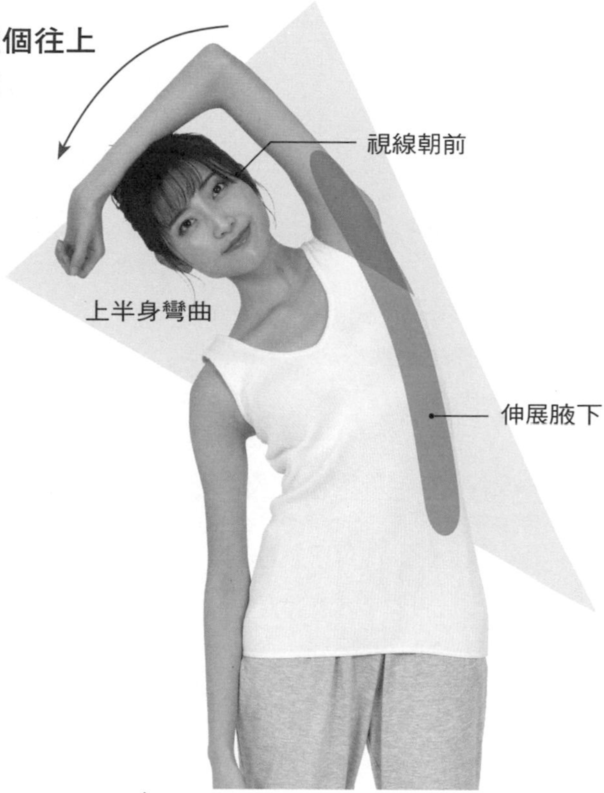

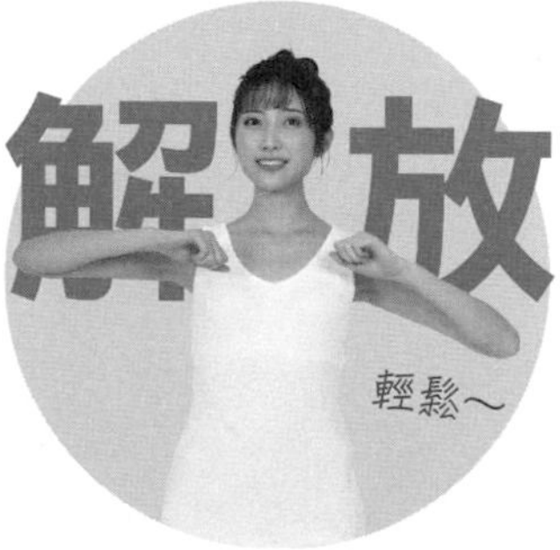

伸展身體兩側，從緊繃狀態中釋放！

10 手腕痛

頭部白費力就是主因！

誤以為手骨很短，造成手腕整個縮起。

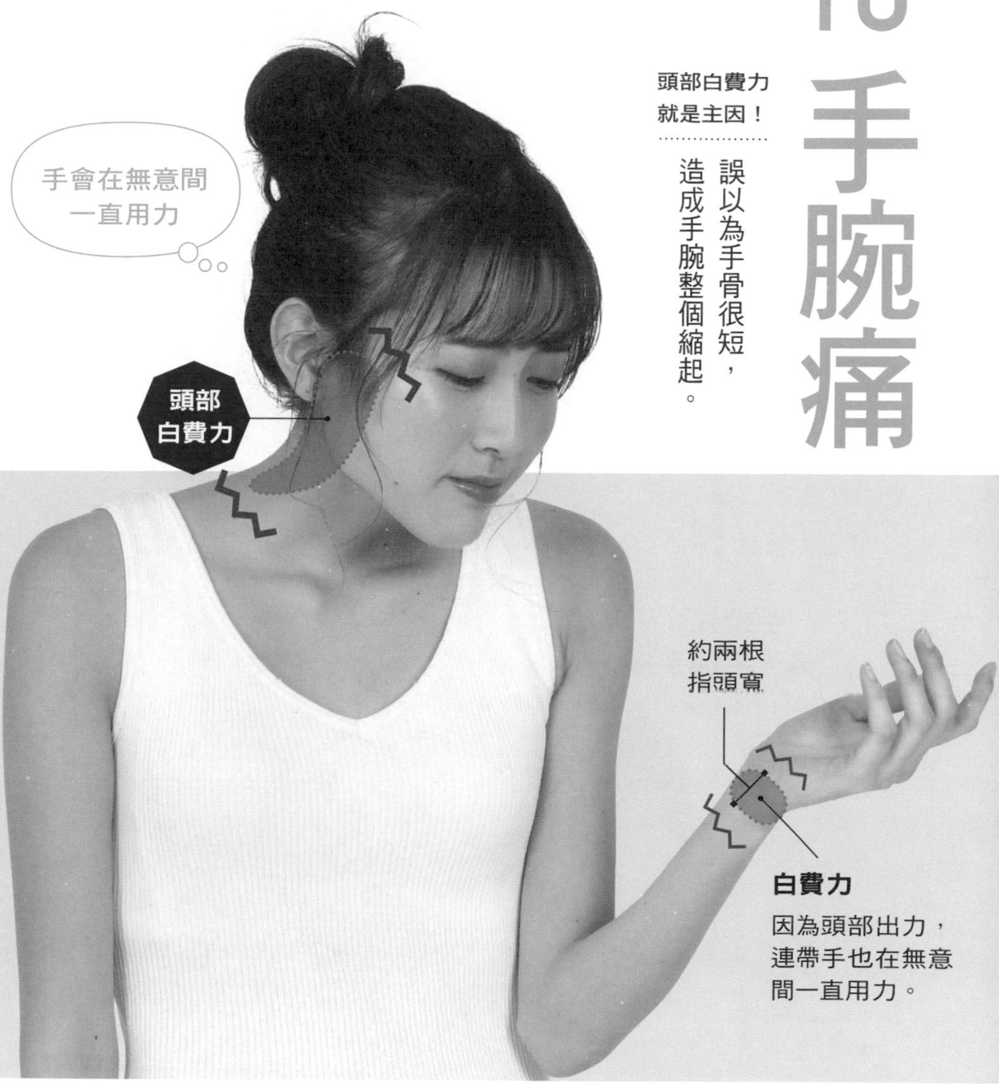
手會在無意間
一直用力
頭部
白費力
約兩根
指頭寬
白費力
因為頭部出力，
連帶手也在無意
間一直用力。

大拇指、食指、中指……手指過勞會讓手腕僵硬！

頭部白費力會讓手跟著過度出力。另外，手腕關節，寬度約是兩根手指頭併攏，來連接著手臂骨；很多人並沒有意識到這一點，手腕經常會不自覺縮起來。光是過度使用手指頭（尤其大拇指、食指、中指），就會讓手腕緊繃僵硬。

拉伸手掌，
抖一抖、轉一轉就能放鬆

鬆開縮起來的手腕關節，不再過度使力。

Step 1

一手握住
另一手的手指

把手指
全部握起來。

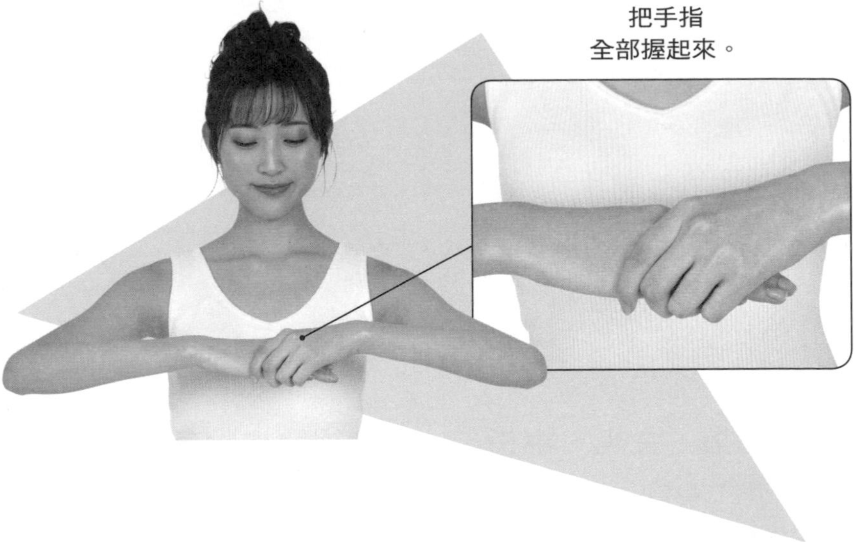

Step 2

握住手指的手往外拉，
一邊往外拉一邊轉

1

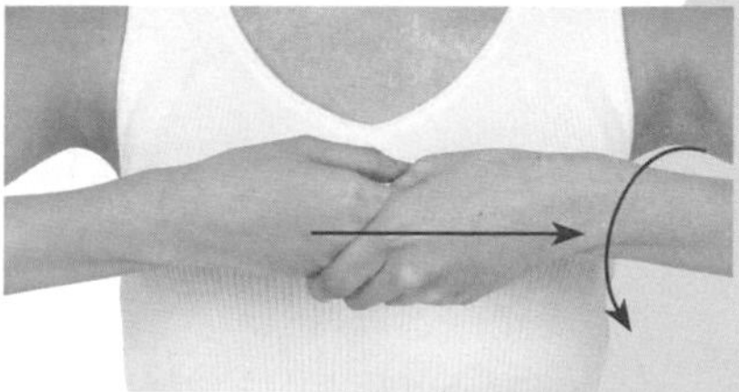

一邊將手往外拉，
一邊輕輕抖動、轉
動手腕。

2

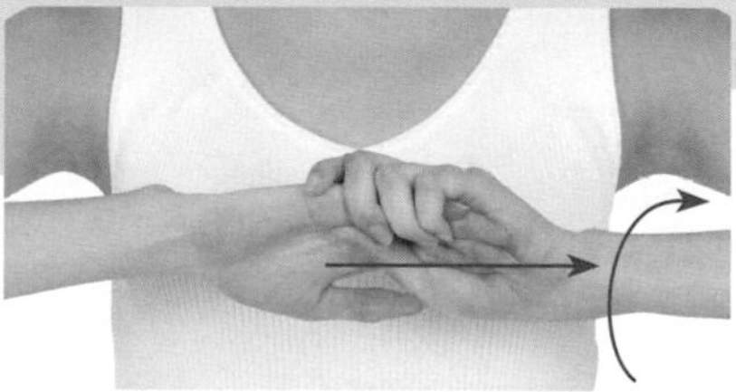

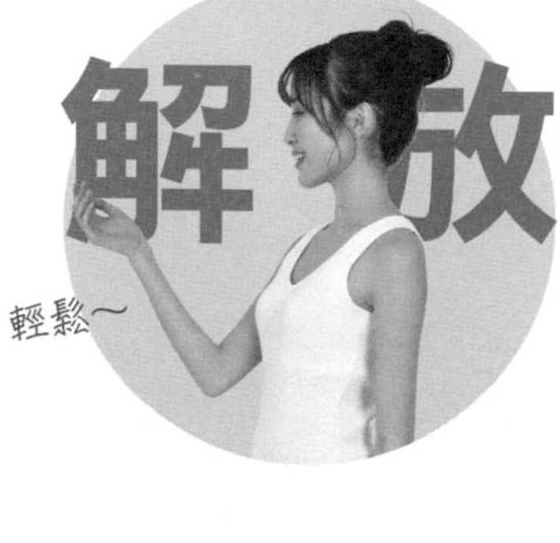

徹底放鬆被上鎖的手腕！

11 腹痛

頭部白費力
就是主因！

脖頸緊繃，使得抗壓性降低，
腹部因此緊縮！

頭部
白費力
因為壓力造成
緊張……
頭部白費力也
會影響腹部！
白費力
當腹部感到緊繃時，
會更容易疼痛不適！

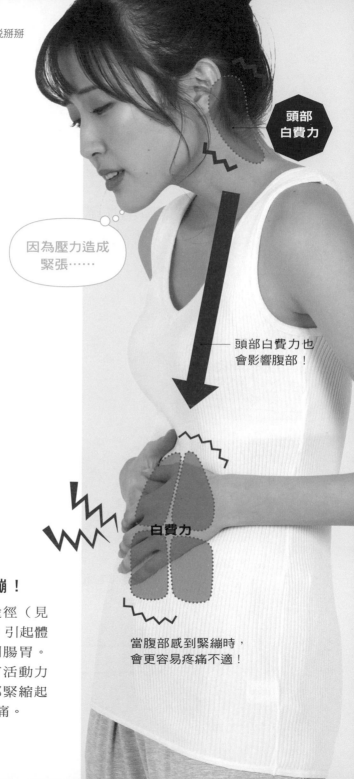

在腸胃還很有活動力時突然緊繃！

因為脖頸內的傳導途徑（見第 47 頁）變得緊繃，引起體內狀態失調，影響到腸胃。另外，當腸胃都還有活動力時，若因緊張而腹部緊縮起來，則會引發劇烈疼痛。

將手放在肚子上，深呼吸

用手溫為腹部加溫，一邊深呼吸，
一邊舒緩緊繃的腹部。

Step 1

**將手放在腹部，
上半身微微彎曲**

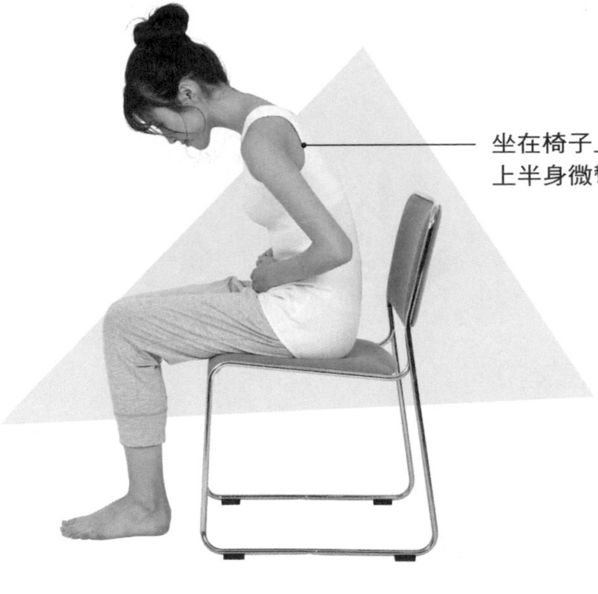

Step 2

像是要讓背部充氣一般，深呼吸數四下

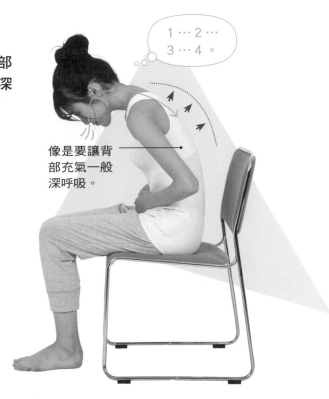

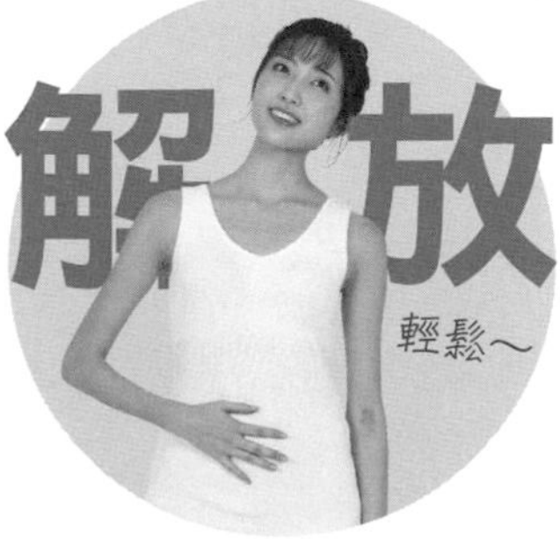

舒緩緊繃的腹部，
利用深呼吸重整自律神經！

12 髖關節痛

頭部白費力就是主因！

因為頭部位置歪斜，身體為了保持平衡，下半身的骨架反而容易因錯誤姿勢而受到影響！

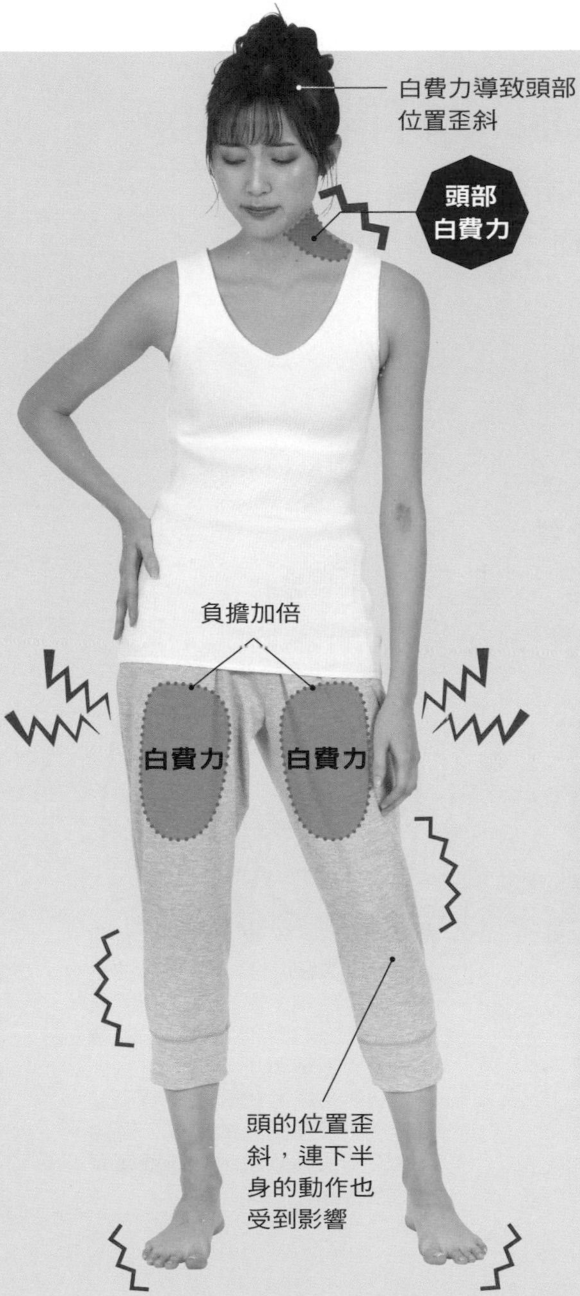
白費力導致頭部位置歪斜
頭部白費力
負擔加倍
白費力
白費力
頭的位置歪斜，連下半身的動作也受到影響

頭的位置歪斜，會影響到大腿！

當頭太往前傾、位置歪斜，而產生頭部白費力。一旦頭部位置歪斜，身體為了保持平衡，下半身的動作會因此變得異常，尤其大腿受到的影響更甚，髖關節也會因此緊縮、承受的負擔變重，進而疼痛不適。

動動梨狀肌，打開髖關節

不再緊縮身體，
活動髖關節，解鎖緊繃的肌肉！

Step 1

一手放頭頂，一手
放在梨狀肌的位置

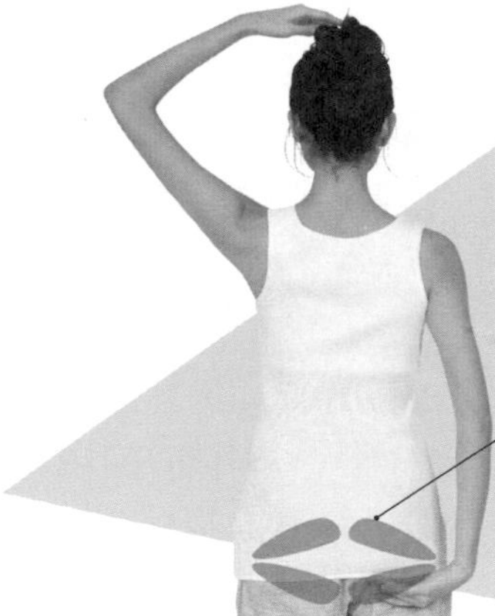

梨狀肌

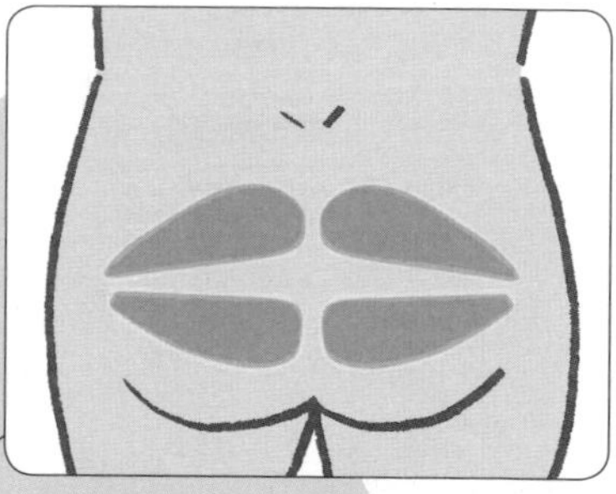

將手垂直放下，彎起手腕觸碰臀部。位在臀部深處、三角狀的肌肉，就是俗稱的梨狀肌。梨狀肌恰巧上下左右對稱、看起來就像上嘴脣與下嘴脣（如圖）。
當梨狀肌持續收縮緊繃，會引起臀部及髖關節附近的疼痛。藉由打開緊閉的梨狀肌，就能舒緩緊繃的髖關節。

Step 2

維持一手在上、一手在下的姿勢，筆直的將上半身往前傾

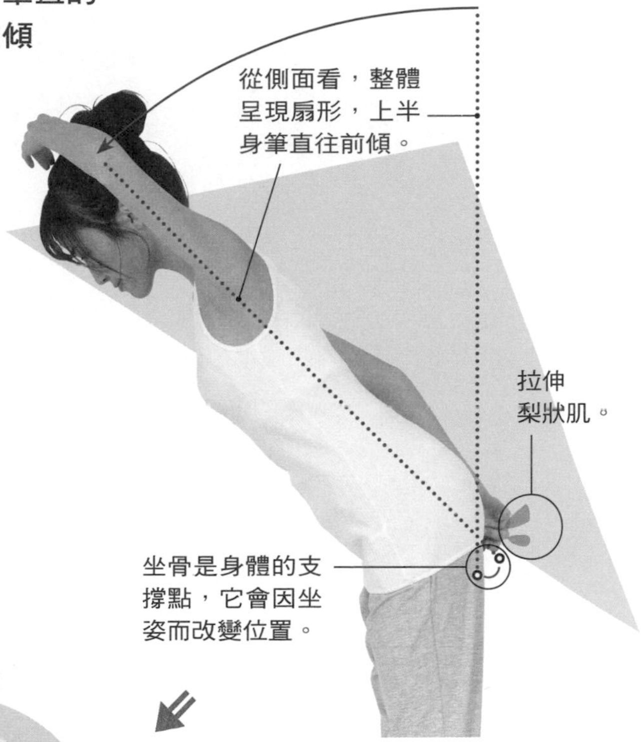
從側面看，整體呈現扇形，上半身筆直往前傾。
拉伸梨狀肌。
坐骨是身體的支撐點，它會因坐姿而改變位置。

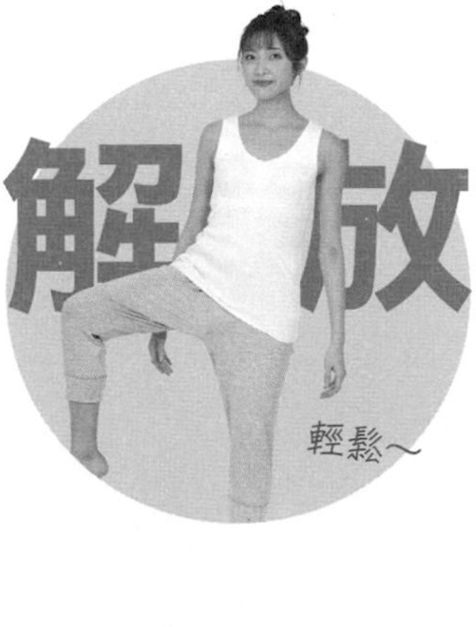
解放
輕鬆～

重新調整髖關節，得到解放！

13 坐骨神經痛

頭部白費力就是主因！

上半身越緊繃，下半身就越緊縮！
頭部位置錯位，也會影響坐骨周圍不當出力。

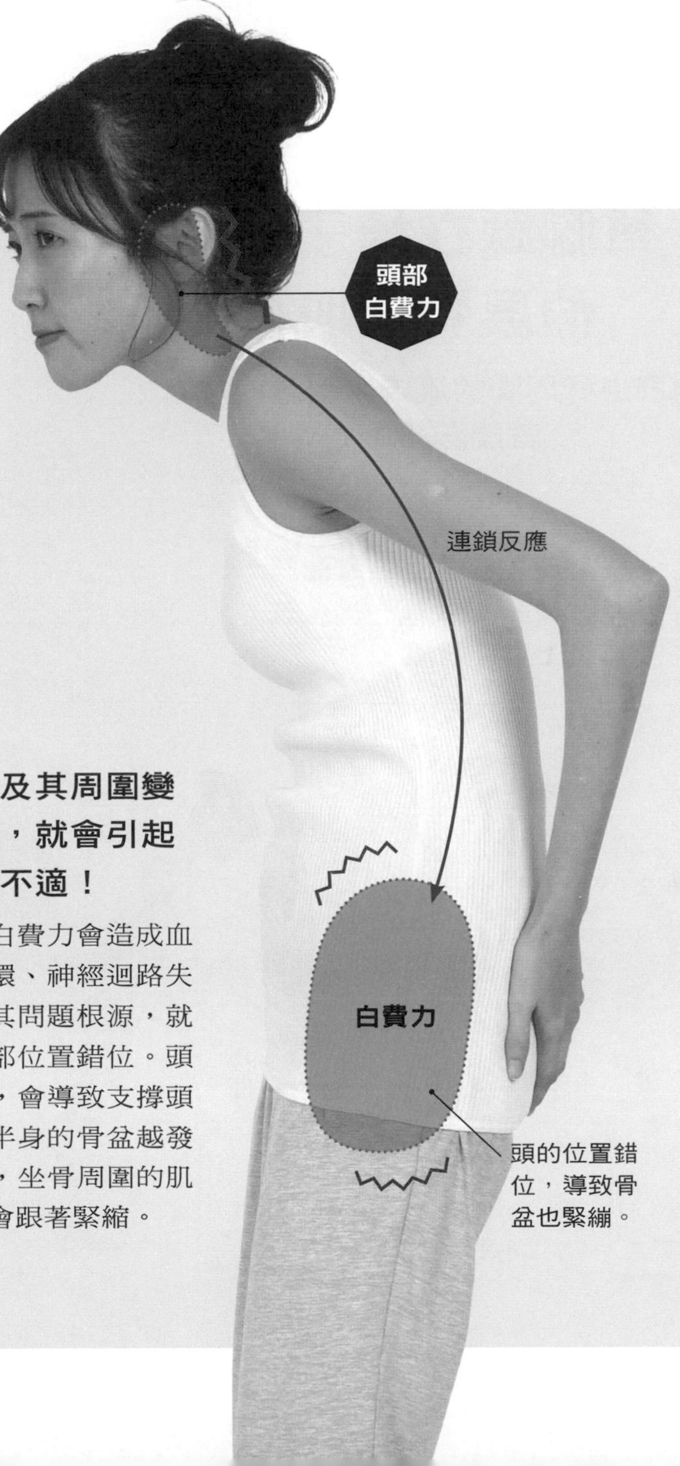
頭部
白費力
連鎖反應
白費力
頭的位置錯位，導致骨盆也緊繃。

坐骨及其周圍變緊繃，就會引起疼痛不適！

頭部白費力會造成血液循環、神經迴路失調，其問題根源，就是頭部位置錯位。頭錯位，會導致支撐頭及上半身的骨盆越發緊繃，坐骨周圍的肌肉也會跟著緊縮。

單腳踩在椅子上，伸展臀部肌肉

伸展坐骨周圍的肌肉，讓肌肉放鬆，就能減緩疼痛。

Step 1 **單腳踩在椅子上，彎曲膝蓋，像第 173 頁一樣，筆直將上半身前傾**

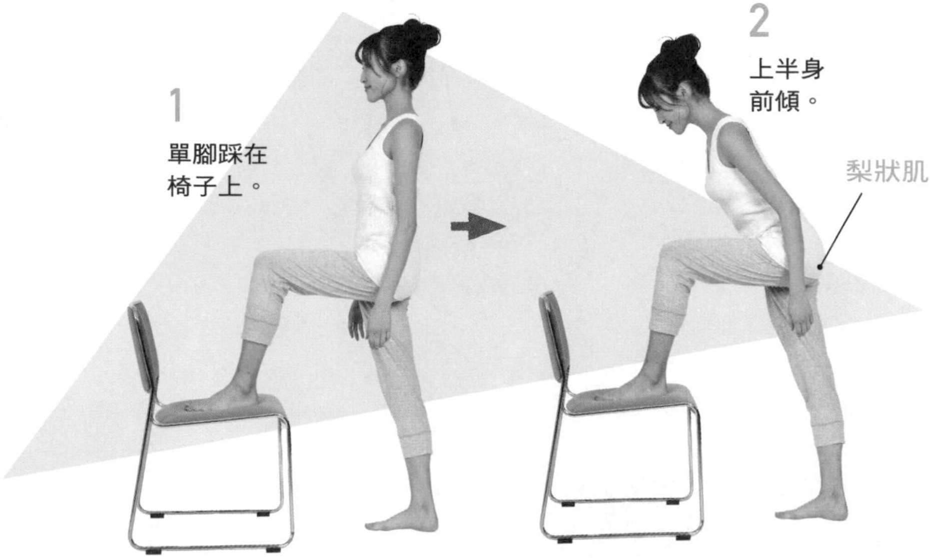
1
單腳踩在
椅子上。
2
上半身
前傾。
梨狀肌

Step 2

膝蓋左右動一動，感覺一下臀部哪個角度的肌肉特別僵硬，針對僵硬的部分做伸展

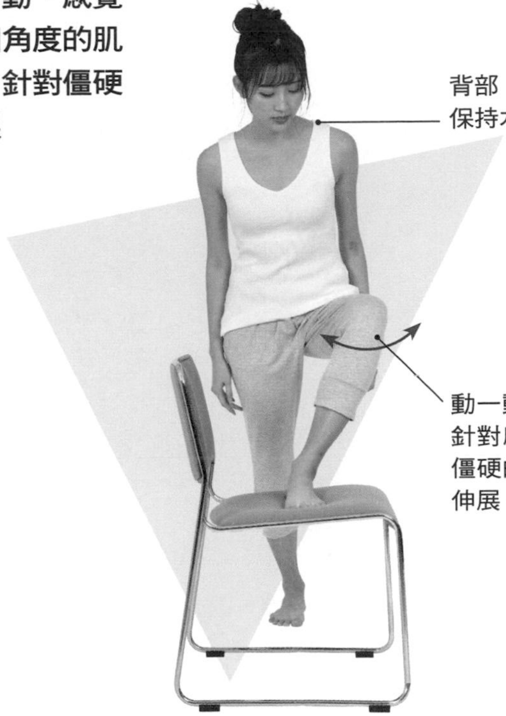
背部
保持水平。
動一動膝蓋，
針對感覺特別
僵硬的部分做
伸展。

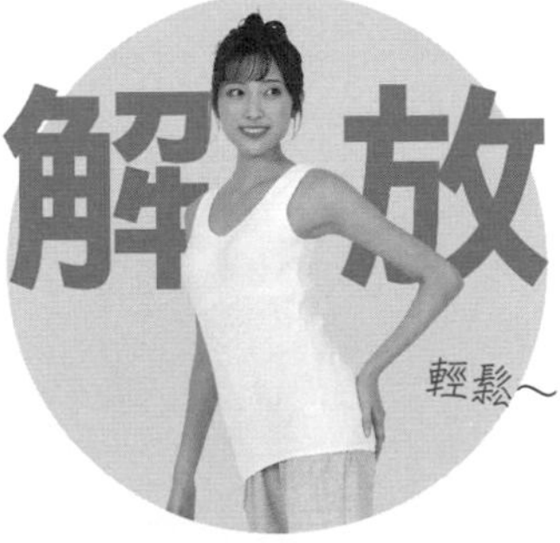
解放
輕鬆～

伸展坐骨周圍的肌肉，
減輕負擔！

14 膝蓋痛

頭部白費力就是主因！

因為頭部白費力，膝蓋會變得緊繃、不自覺過度出力！

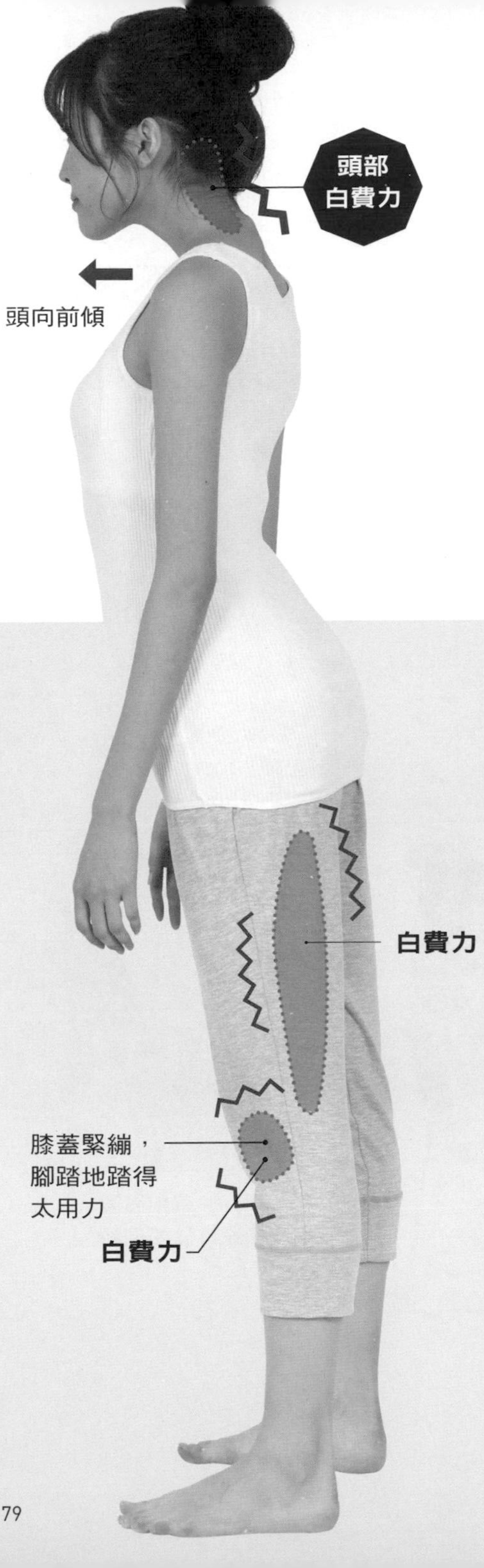
頭部白費力
頭向前傾
白費力
膝蓋緊繃，腳踏地踏得太用力
白費力

當膝蓋緊繃，就會產生白費力

當頭部往前傾、位置錯位，身體就會失衡，膝蓋也會隨之緊繃、更加用力踏地。如此就會加重膝蓋的負擔，最後引起疼痛不適。另外，經常有人誤以為膝關節只有膝蓋骨（髕骨）那一小塊，這種錯誤認知也會影響骨架支撐。

捏住大腿內側，從膝蓋下方按摩、揉捏，放鬆肌肉

按摩大腿內側及膝蓋下方，
舒緩緊繃的膝蓋與肌肉。

Step 1

坐在椅子上，
抬起單腳

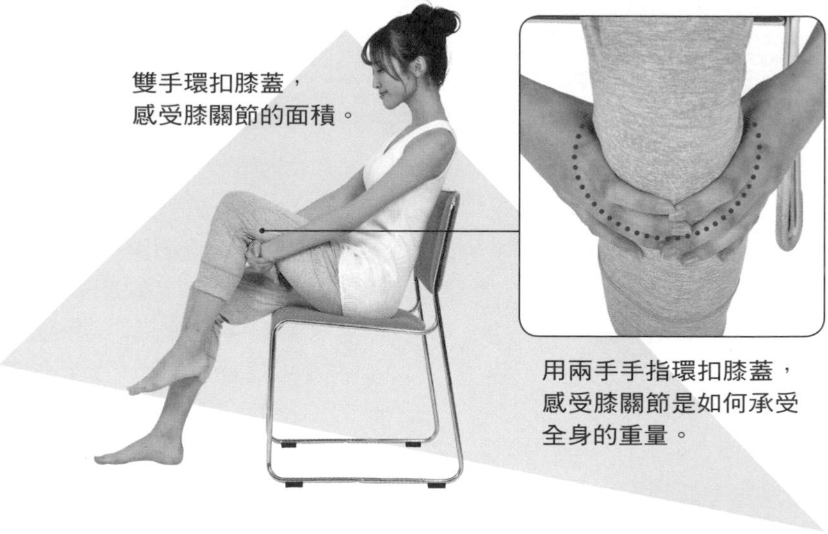
雙手環扣膝蓋，
感受膝關節的面積。
用兩手手指環扣膝蓋，
感受膝關節是如何承受
全身的重量。

Step 2

從膝蓋下方按摩揉捏，
放鬆肌肉

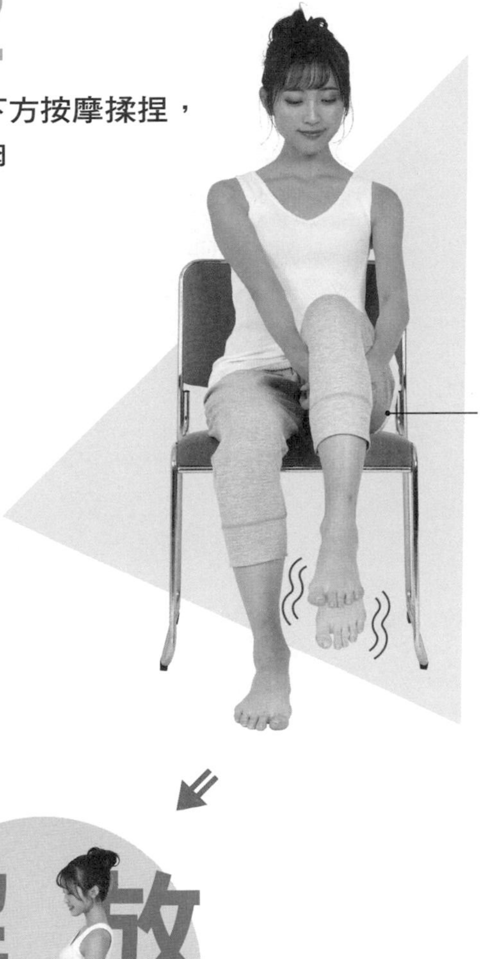

輕輕抬腿、握住膝蓋，一邊按摩一邊放鬆力氣，並輕輕搖晃舒緩肌肉。

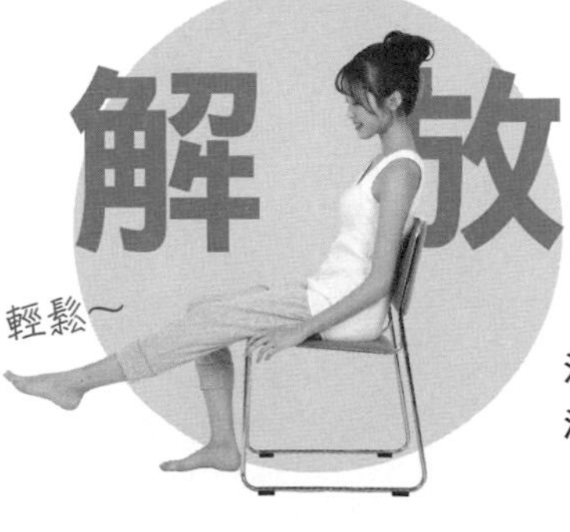

消除膝蓋白費力，
減輕關節負擔！

15 腳踝痛

頭部白費力就是主因！

白費力會讓腳踝也緊繃！
按摩腳踝，揉開、舒緩腳吧。

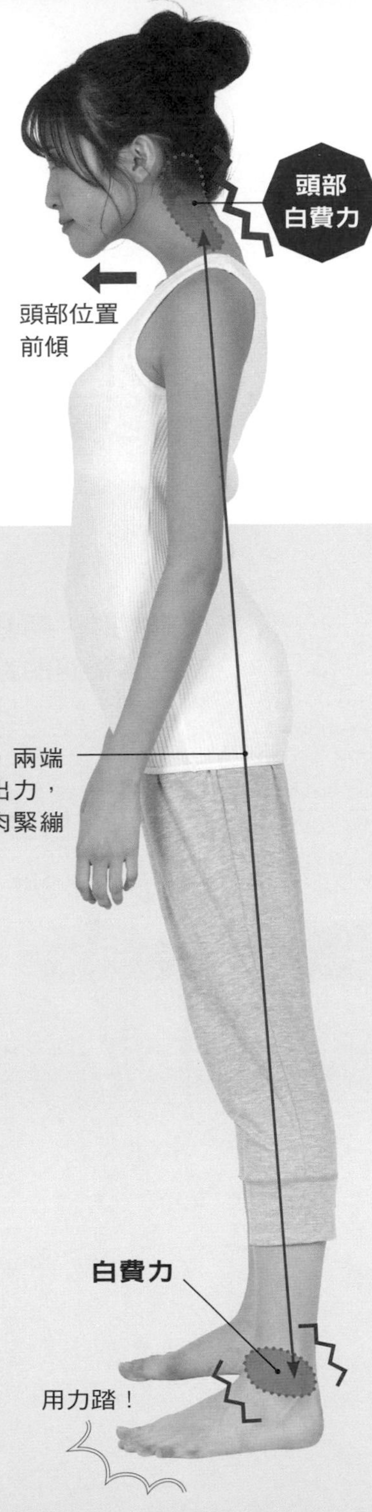
頭部
白費力
頭部位置
前傾
頭與腳，兩端
不正確出力，
導致肌肉緊繃
拉扯。
白費力
用力踏！

腳踝到腳底板之間，
約一個拳頭寬。

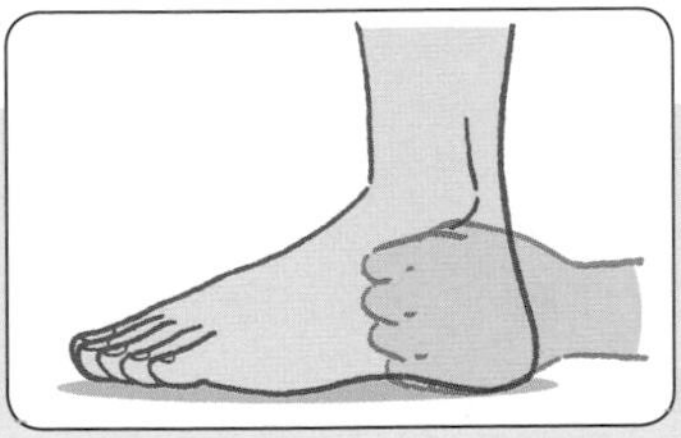

過度出力導致踏地時踏得太重

因為頭部白費力，使得我們腳踏地的時候，腳踝會過度出力，踏得太重，加重了腳踝的負擔。其實腳踝到腳底板之間，約一個拳頭寬，但很多人以為腳踝緊接著腳底板，無意間就加重了腳的負擔。

雙腳併攏，均衡出力，腳掌外側也要腳踏實地

Step 1 摸摸脛骨、阿基里斯腱，還有腳後跟的骨頭

1
摸摸
脛骨。

2
摸摸
阿基里斯腱。

3
摸摸
腳後跟的骨頭。

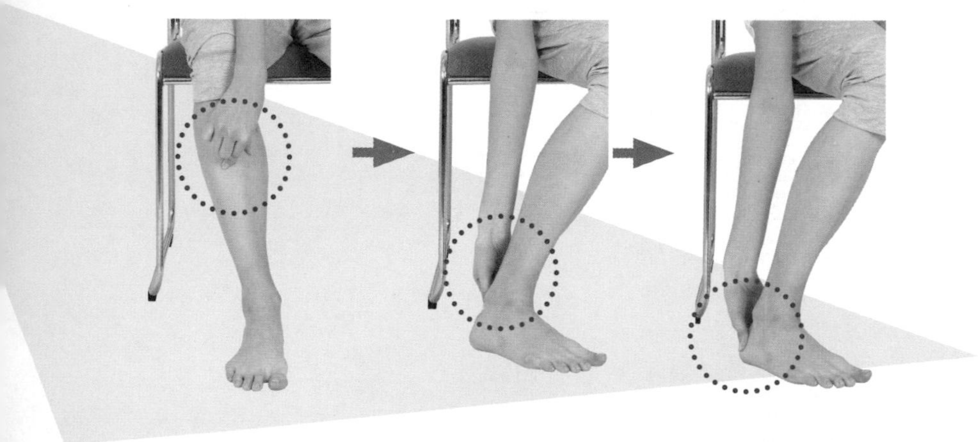

從腳踝到腳後跟的骨頭位置，應該要呈現 Y 字形而非 L 字形。

Step 2

雙腳併攏，腳掌貼地，腳的外側也要腳踏實地

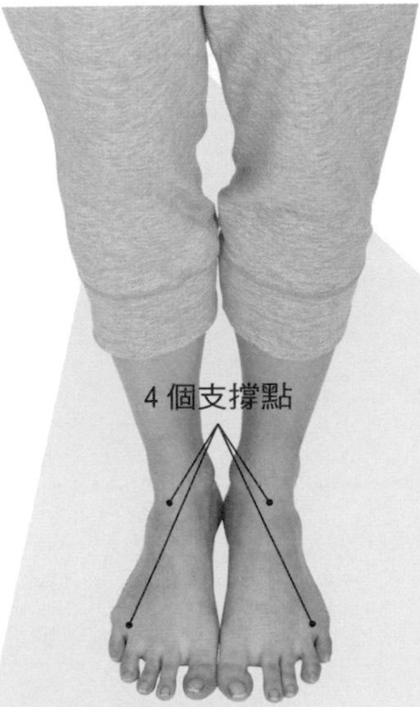

雙腳腳後跟、腳掌外側（小腳趾最突出的那塊），這四個支撐點，可以減輕腳踝的負擔。

OK 有意識到腳踝至腳底板之間的高度。

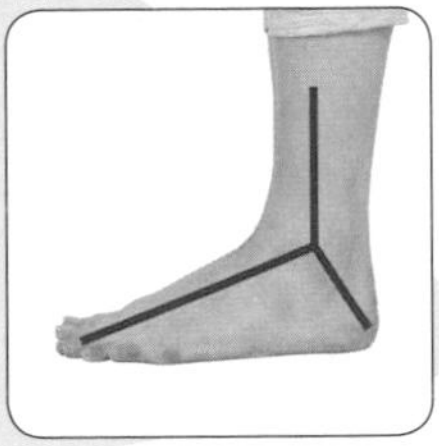

NG 沒有意識到腳踝至腳底板之間的高度。

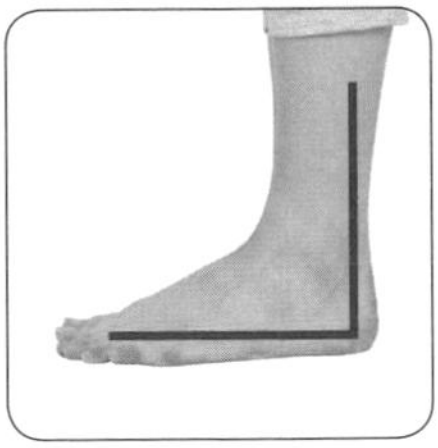

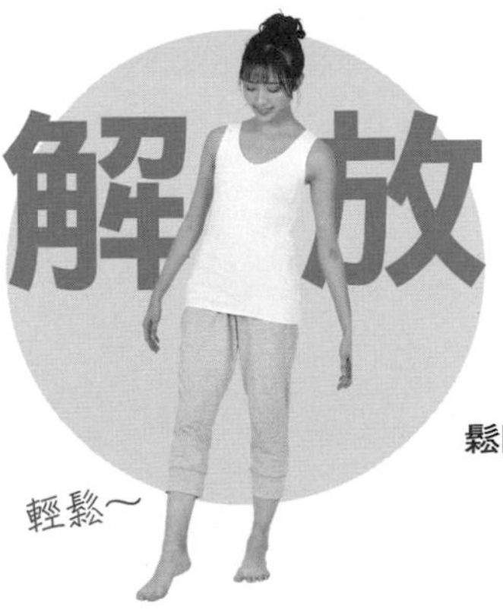

鬆開緊繃的腳踝！

16 腳底痛

頭部白費力就是主因！

頭部不當使力，導致腳踏地時過度出力，讓足弓承受太大壓力！

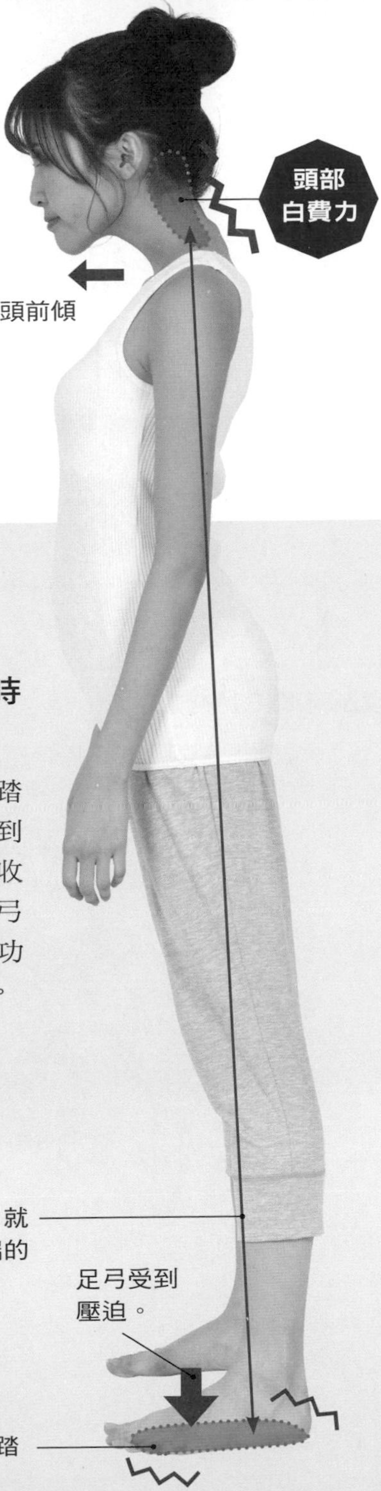
頭部
白費力
頭前傾
肩頭與腳底，就像被拉扯兩端的橡皮筋。
足弓受到壓迫。
白費力
因為身體失衡，腳踏地時會過度用力。

足弓受壓力影響，無法正常吸收踩踏時的衝擊力

因頭部不當出力，影響踏地時過度用力，足弓受到壓力壓迫，無法正常吸收腳踏地時的衝擊。當足弓受到壓迫、失去緩衝功能，就會引起疼痛不適。

沿著小腳趾外側，均匀施力

恢復足弓原本的彈性與角度，減輕腳底負擔。

Step 1

摸摸腳後跟的骨頭

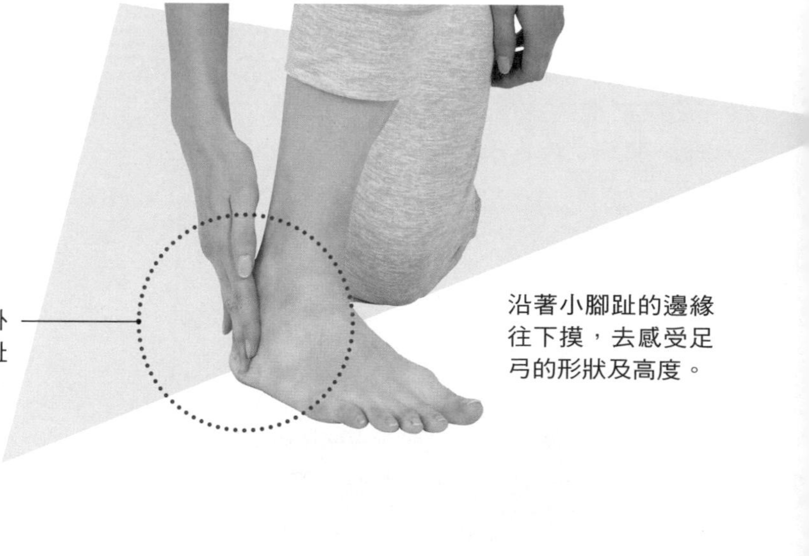

沿著小腳趾的邊緣往下摸，去感受足弓的形狀及高度。

Step 2

一邊摸一邊感覺足弓的高度及橫寬、將小腳趾往下壓

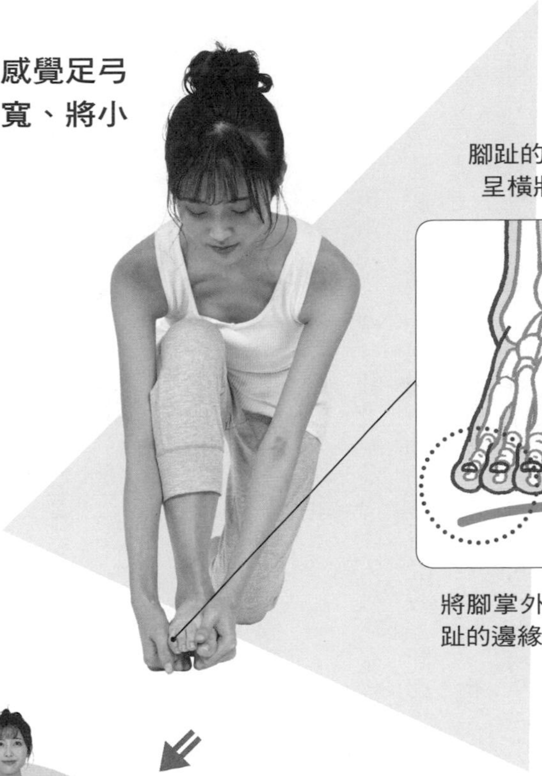

腳趾的骨頭是
呈橫狀排列

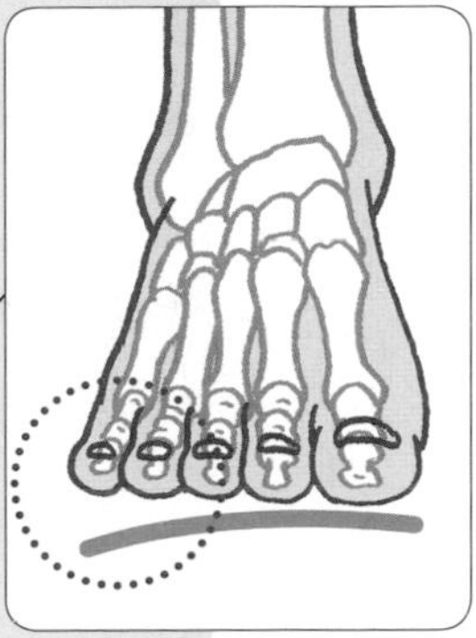

將腳掌外側、小腳
趾的邊緣往下壓。

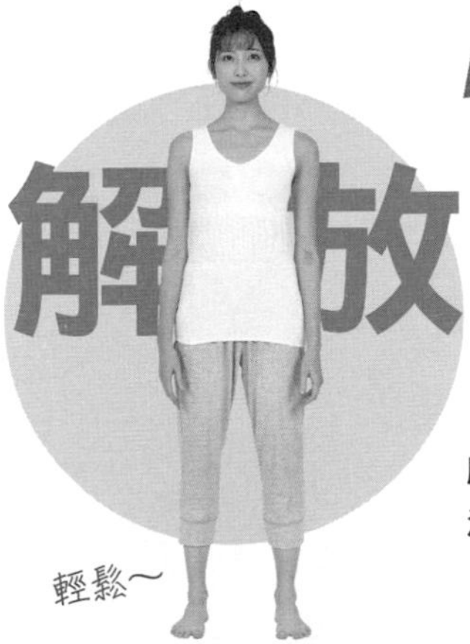

腳底足弓恢復原狀，
減輕衝擊造成的負擔！

我的太太也在學亞歷山大放鬆技巧

解剖學權威坂井建雄教授，與本書作者木野村朱美的對談。其實在近代醫學的領域中，仍然有許多未解之謎⋯⋯。

（接續第一二一頁的內容）

木野村：「事實上，像我們這種被歸類到傳統醫學流派的理論，經常因為缺乏科學事證而遭到否定，這現況令人無奈⋯⋯。」

坂　井：「我再重複一次，我認為亞歷山大技巧是從想像的角度出發，協助患者去思考改善使用身體的方式，進而獲得舒緩，此理論即便與解剖學實際事證有所出入，但我並不會因此去指責亞歷山大技巧，也沒有要否定的意思。」

木野村：「但重點還是在與實際事證有出入這點嗎？」

坂　井：「話也不是這麼說，我認為雙方各有各的道理。我想說的是，例如梨狀肌並不是真的形狀像梨子。打直上半身，彎腰時髖關節開闔的方式，想像中與透過解剖學看到的，其實截然不同。

「我只是想表達：『一般人所想像的，與解剖學看到的是兩回事。』這與您擔心亞歷山大技巧是否沒有效果，又是不一樣的事情。事實上，亞歷山大技巧確實改善了很多患者的狀況，我若是過分追究細節，相信對讀者來說也沒有太大意義。」

木野村：「原來是這樣。」

坂　井：「其實，我的妻子也有在執行亞歷山大技巧，實際運用之後，她也說有改善自己的身體狀況。」

木野村：「那真是太好了！」

坂　井：「對於已經找出明確病因的疾病，近代醫學確實是有實際療效，但並不是百分之百都能治療。

「大多數人覺得只要去看醫生，一定什麼病都能治好。但我真的希望能讓更多人知道，即便是現代，還是有不少原因不明的疾病、去醫院也不見得一定就能治好。若是遇到身體沒來由的不舒服，嘗試像亞歷山大技巧這樣傳統醫學流派的理論，結果改善了症狀，也是好事。」

木野村：「您的這番話，讓我獲益良多，謝謝您！」

坂　井：「像我這樣的醫師，以及像您這樣的人，都是希望能幫助患者。我們的出發點都是相同的。」

第4章

醫生看不好的小毛病，通通有解

慢性疲勞
焦躁不安
水腫
手腳冰冷
失眠
向身體不適說掰掰

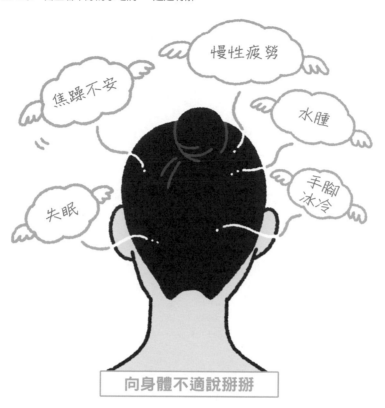

1 解決水腫、失眠、手腳冰冷

我們的頭腦擔任指揮官的角色，向身體各處發出指令。指揮官狀態若不佳，身體也會受到不良影響。因此，解放頭部白費力，有助於改善身體不適。

第三章具體說明身體各處會產生疼痛不適的狀況；事實上，頭部白費力也會造成慢性疲勞、便祕、焦躁不安、有氣無力等各種生理及心理的不適。

第四章將進一步說明因頭部白費力，而引起的心理不適，以及如何具體有效改善。

人類靠雙腳行走，維持身體平衡很重要

頭腦有如身體的指揮總部，一旦緊繃僵硬，
就會引發各種狀況。

頭部白費力就像枷鎖，讓身體處處受限，在僵硬狀態下硬是行動，反而會有嚴重影響！

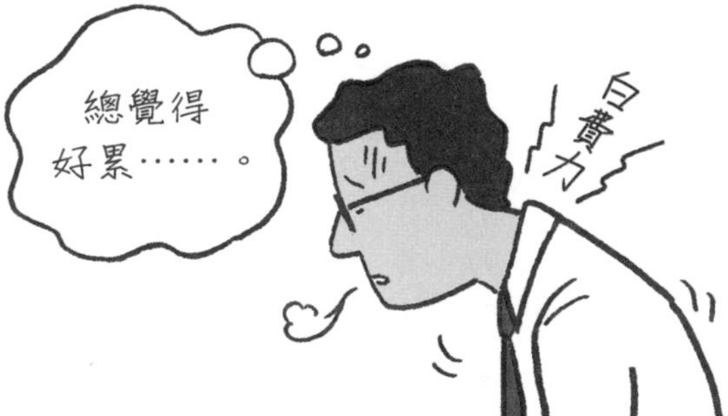

對於用雙腳行走的人類來說，維持身體平衡是件很重要的事。頭不當出力，使得位置前傾，連帶影響身體。白費力就像枷鎖，當身體處在受限狀態下，還要勉強運作，就會引發各種不適。

頭處在一個不穩定的狀態，心理也會感受到危機

當頭部位置不穩定，頭腦就會認為這是危機，身體也會因此引發壓力反應，神經系統、內分泌、血管及內臟等開始失調。身體失調的負面訊息傳送回大腦，就會形成一個負面循環，不只生理，心理情緒及思考模式也會一併被波及。

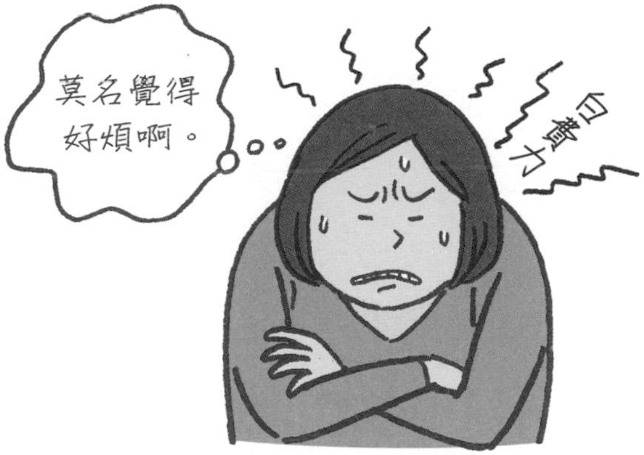

所有症狀都適用！

四個步驟解放頭部

第 124 頁至第 127 頁所介紹的「放鬆頭部四步驟」，適用所有不適症狀。下一頁開始，將具體針對各種不適症狀，介紹改善方式，但在此之前，首先要解放頭部白費力。

2 慢性疲勞

頭部白費力就是主因！

從早到晚都維持緊繃狀態！
就像電源從早開到晚，非常耗電！

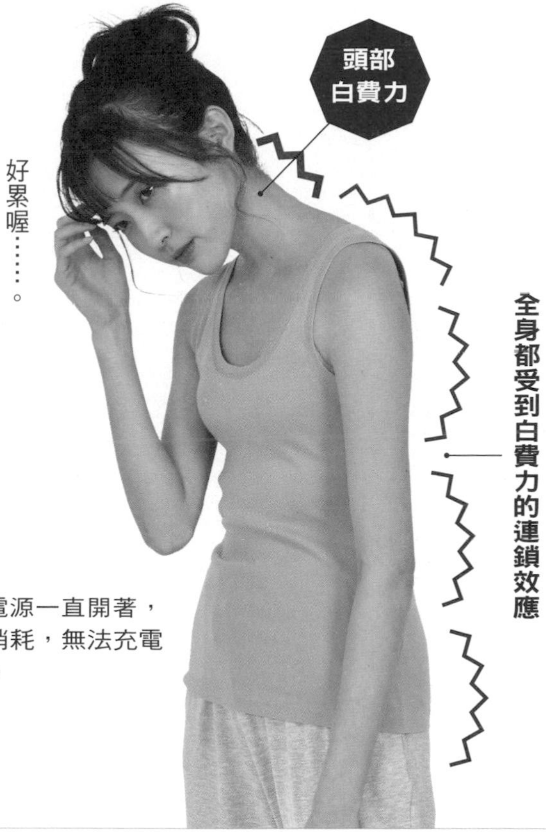
頭部
白費力
好累喔……。
全身都受到白費力的連鎖效應

就像電源一直開著，
大量消耗，無法充電
恢復。

無法放鬆頭部及身體，身體不斷出力！

頭部白費力會影響全身，導致身體無法放鬆，無意間就會一直出力。比起消耗精力，更糟的是會不停累積疲勞。

重新注入力量，以力使力，舒緩身體！

無法放鬆身體力量時，不如故意施力，
反而能放鬆！

Step 1

坐在椅子上，雙腳併攏

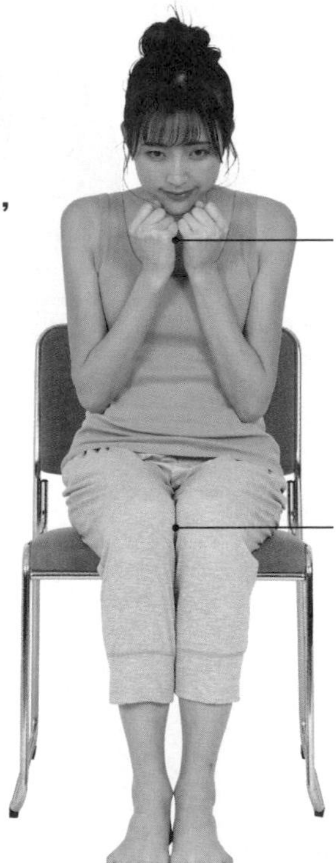

Step 2

用盡全身的力量往內縮，維持大約 10 秒

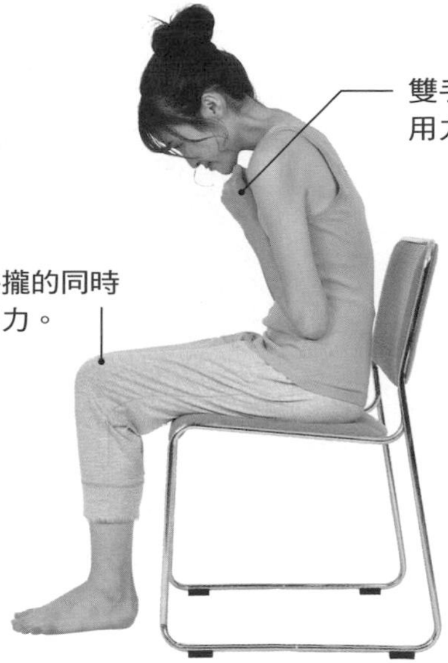
雙手握拳，
用力握緊。
雙腳併攏的同時
使勁出力。

像是要把全身都縮起來一般使勁用力。

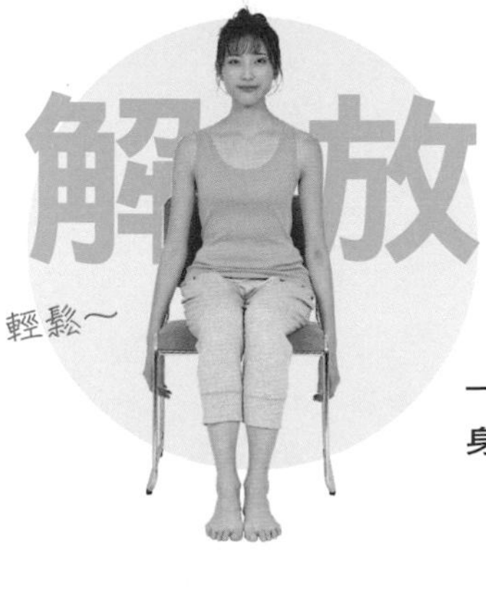
解放
輕鬆～

一口氣舒緩肌肉，
身體也從過度出力的狀態中解放！

3 失眠

頭部白費力就是主因！

頭部白費力讓全身緊繃僵硬，身體電源關不掉，讓人焦躁、難以入眠。

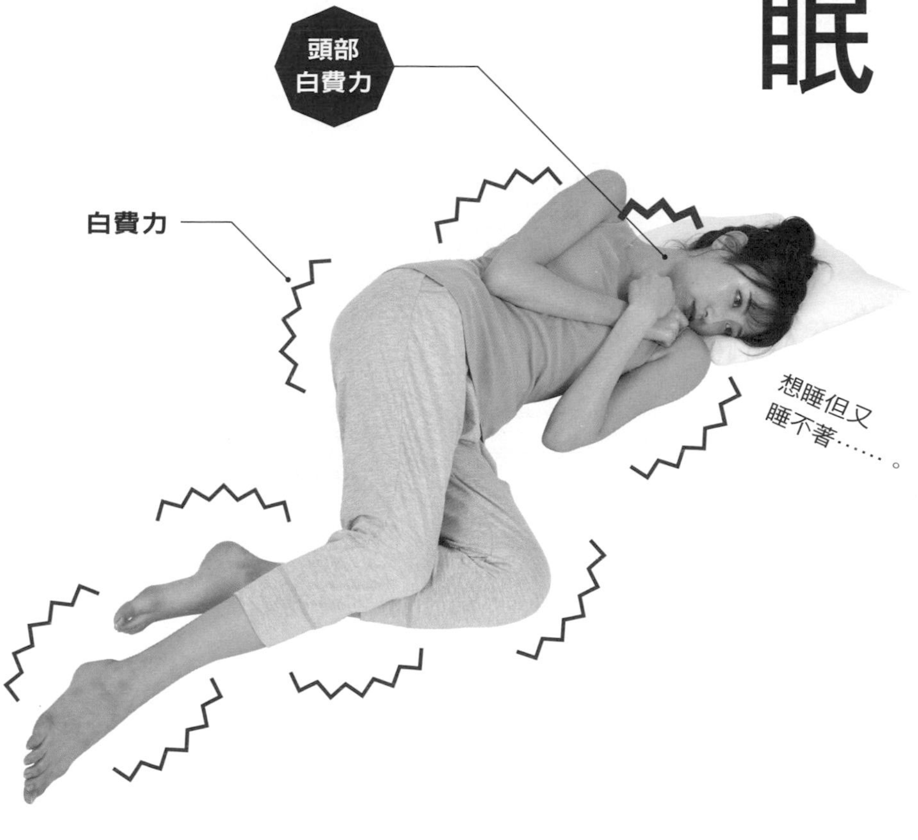
頭部
白費力
白費力
想睡但又
睡不著……。

「再不睡不行」，這種焦慮反而會引發更多白費力

與慢性疲勞相同，頭部白費力會造成全緊繃僵硬，導致難以入睡。而當我們察覺自己失眠時，「再不睡不行」，這種焦慮感反而會成為壓力，讓我們越來越難以放鬆。

不要縮脖子，要放鬆後頸，
用鼻子深呼吸數四下

想著「不睡覺也不會死」，讓思緒放輕鬆。
也可以靠閱讀來舒緩情緒。

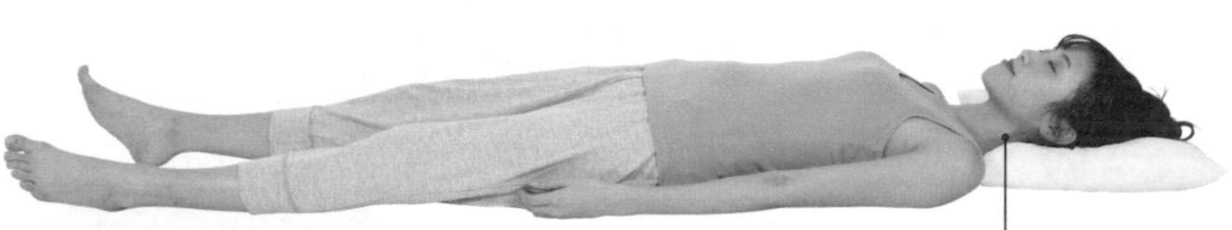

脖子（尤其後頸）不要縮起來。

Step 1

不要縮脖子，放鬆後頸，放輕鬆

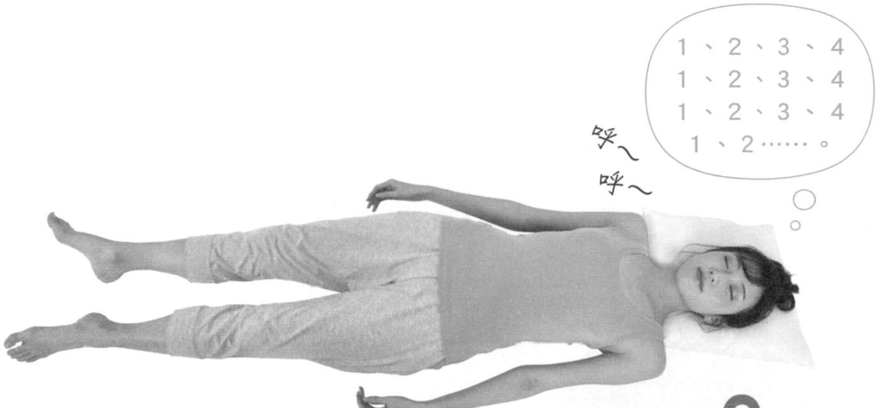
1、2、3、4
1、2、3、4
1、2、3、4
1、2……。
呼～
呼～

Step 2

用鼻子深呼吸
並且數四下

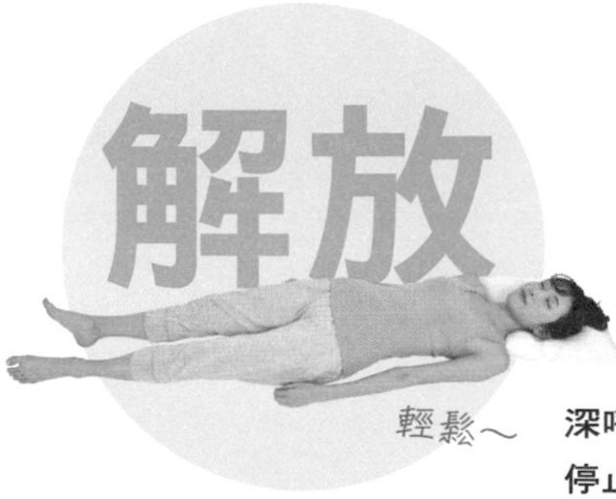
解放
輕鬆～

深呼吸可以重整自律神經的狀態，
停止多餘的思緒！

4 便祕

頭部白費力就是主因！

胸腔、肋骨變得僵硬，
呼吸變淺，導致橫隔膜動作不順。

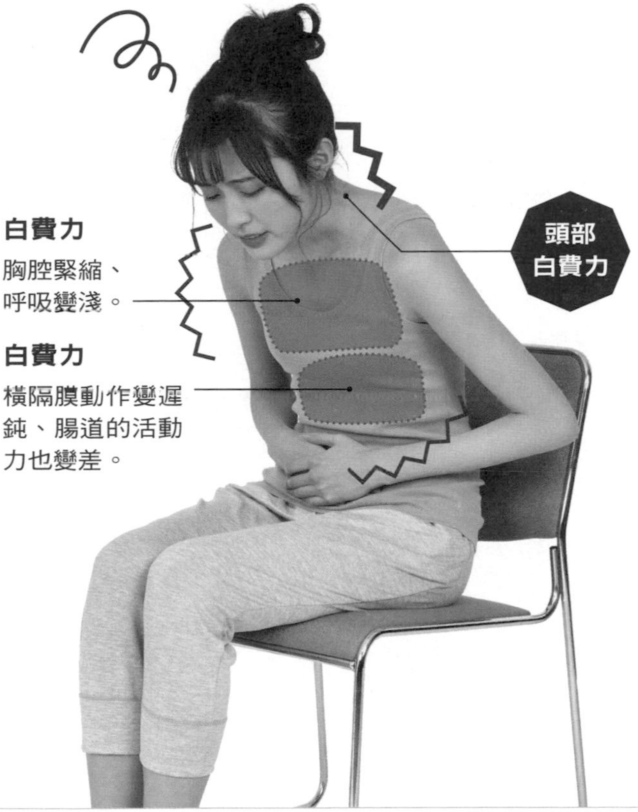
白費力
胸腔緊縮、呼吸變淺。
白費力
橫隔膜動作變遲鈍、腸道的活動力也變差。
頭部
白費力

呼吸淺，會讓腸道活動力變差

胸腔緊縮僵硬、呼吸淺，都會導致橫隔膜的動作變遲鈍，進而讓內臟的物理刺激變弱，降低腸道活動力，造成便祕。呼吸淺也會讓自律神經亢奮，更加惡化腸道的活動力。

兩手輕壓腹部，然後深呼吸

給予腹部物理刺激，
透過呼吸讓橫隔膜順暢運作！

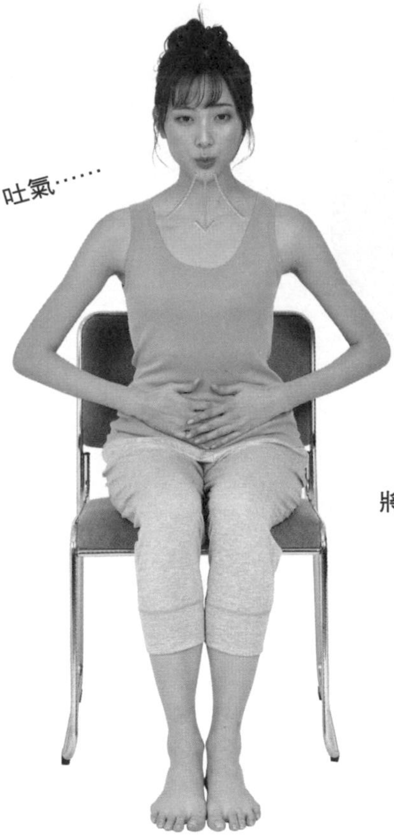

Step 1

兩手放在腹部
一邊輕壓，
一邊吐氣

將氣全部吐出來。

Step 2

像是要幫背部充氣一般，深呼吸

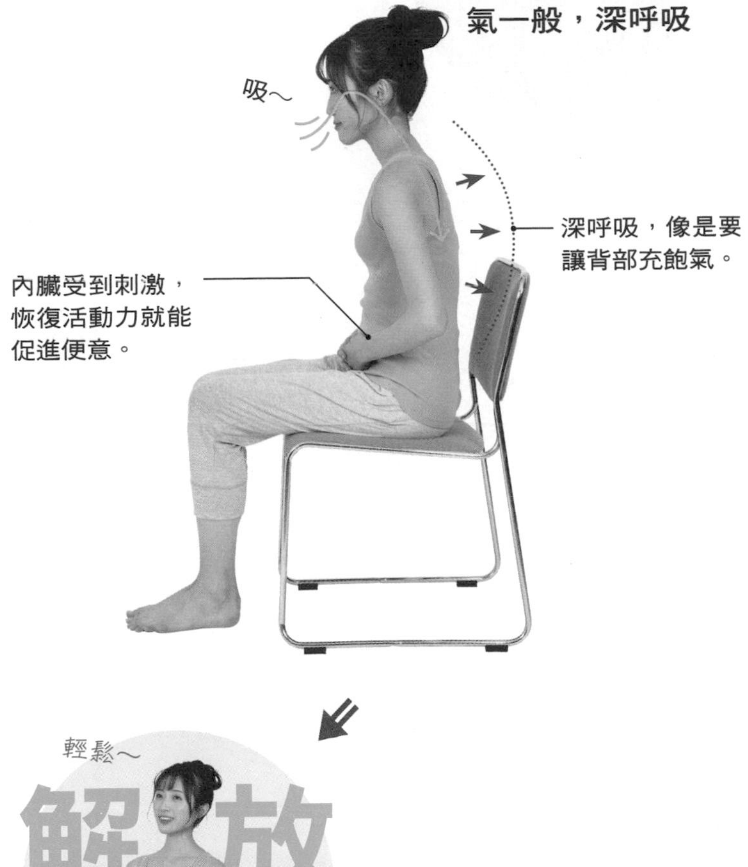
吸～
深呼吸，像是要讓背部充飽氣。
內臟受到刺激，恢復活動力就能促進便意。

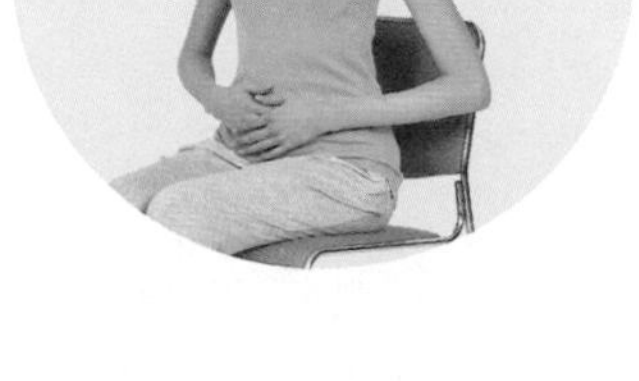
輕鬆～
解放

利用深呼吸刺激內臟活動，也能重整自律神經！

5 鼻炎

頭部白費力就是主因！

為了止住鼻水，反而讓肌肉過度使力！導致眼睛與鼻子緊繃。

好想止住
鼻水⋯⋯。
白費力
眼睛及鼻子，與好發頭部白費力的位置相近，出力時容易彼此影響。鼻水止不住的焦慮感，也會使這些部位更緊繃。
頭部
白費力

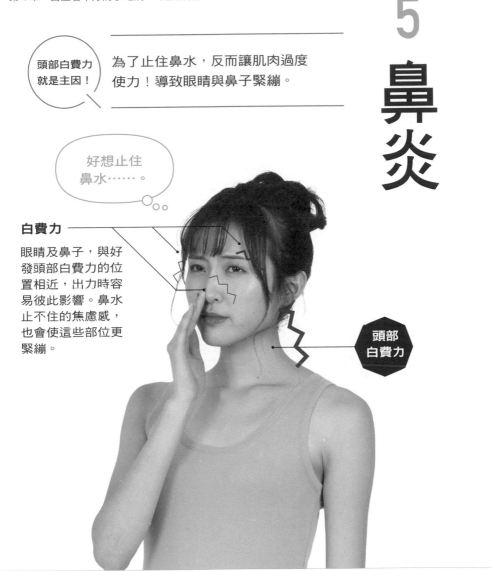

以為鼻孔很小，導致過度用力呼吸

頭部白費力會影響眼睛與鼻子，讓這些部位緊繃起來。當我們因流鼻水所苦、想要趕快止住鼻水的焦慮，則會讓情況更嚴重。再加上，多數人誤以為鼻孔很小，且因不想鼻塞，反而更用力呼吸，殊不知這都是錯誤觀念。

像是把鼻子打開一般，吸入更多空氣

其實鼻孔比你想得大很多，放心深呼吸吧！

Step 1

用手指觸摸，確認鼻骨的形狀，整個鼻子大概是一個三角形空間

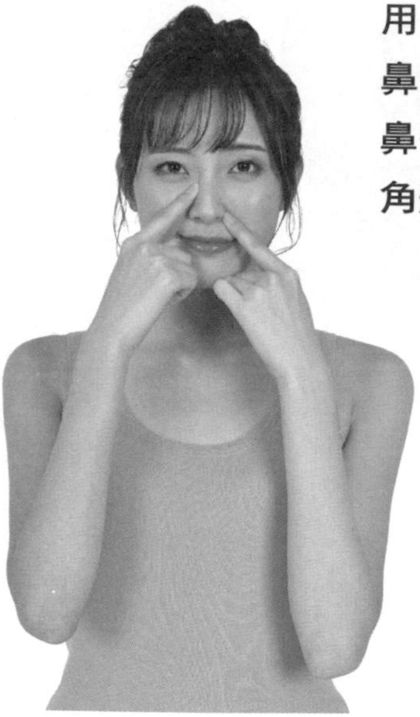

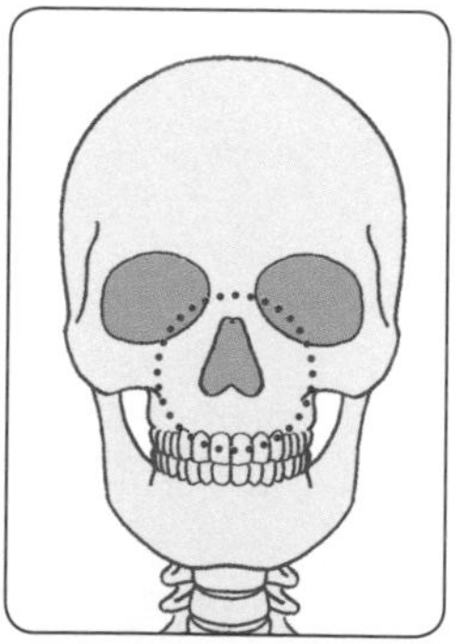

鼻孔大約可以塞入兩根手指頭。

Step 2
想像把鼻子打開一般，深呼吸

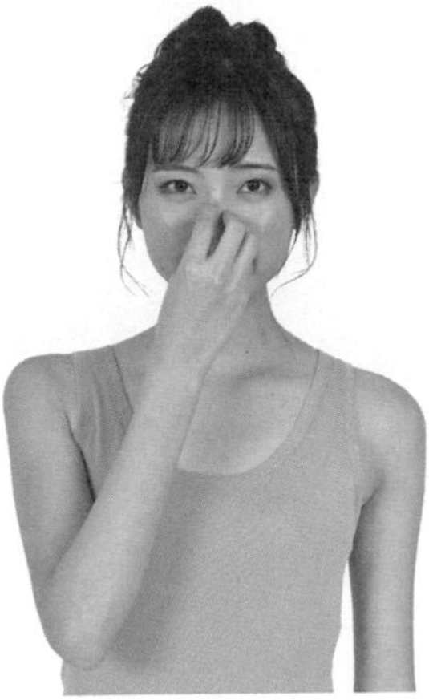

1

用手指捏住
鼻子。

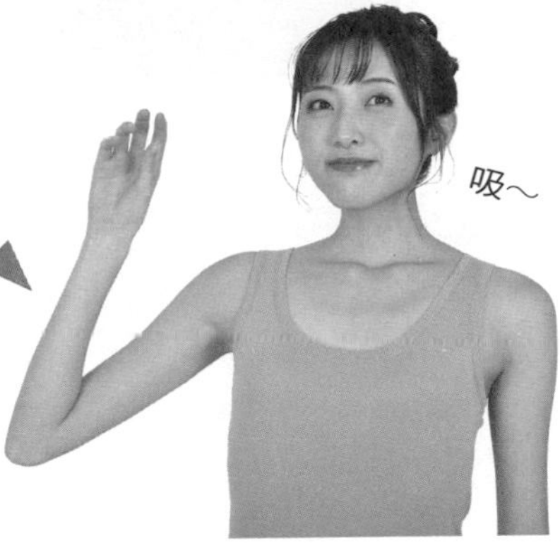

2

像是把鼻子打開
一般，深呼吸。

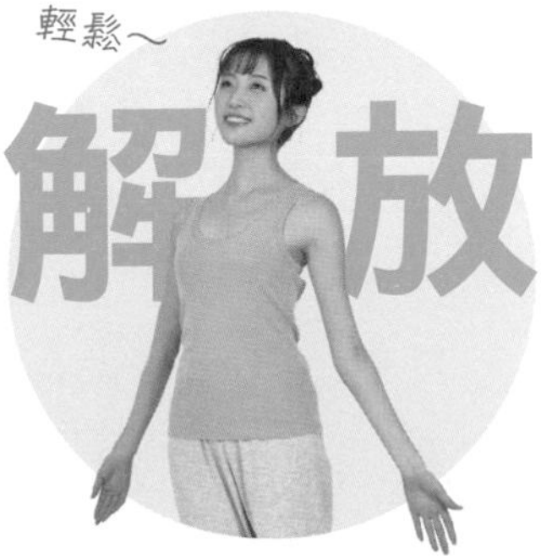

**重新認識鼻孔空間，
放心深呼吸讓身體都放鬆！**

6 胃脹氣

頭部白費力就是主因！

脖頸作為傳道途徑，卻變緊繃，導致身體很難接收來自大腦發出的情報！

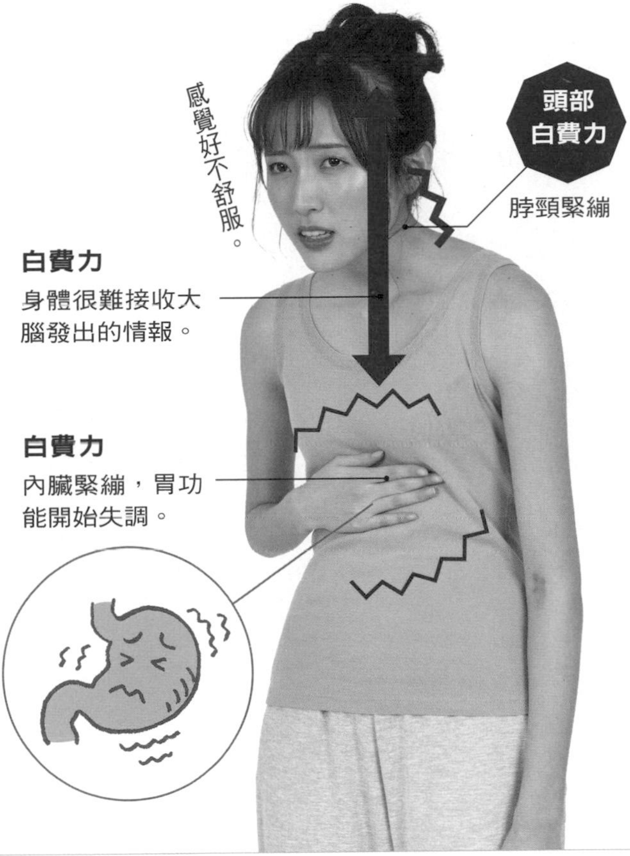
感覺好不舒服。
頭部
白費力
脖頸緊繃
白費力
身體很難接收大
腦發出的情報。
白費力
內臟緊繃，胃功
能開始失調。

內臟受到壓力壓迫，胃部血液循環變差

內分泌系統也受大腦控制，但頭部白費力會妨礙脖頸傳遞訊息、使得脖頸緊繃，大腦及身體也會難以接收彼此發出的訊息。內臟受到壓力影響，胃部血液循環變差，導致胃功能失調，引起胃脹氣等不適。

讓胃置於肝臟之上，利用深呼吸調整身體的機能

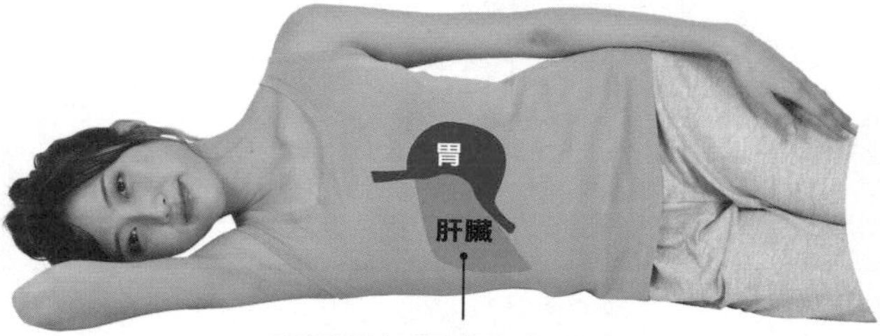

讓胃置於肝臟之上休息。

Step 1

向右側側躺，讓身體右側在下

Step 2

左手置於胸前，
慢慢深呼吸

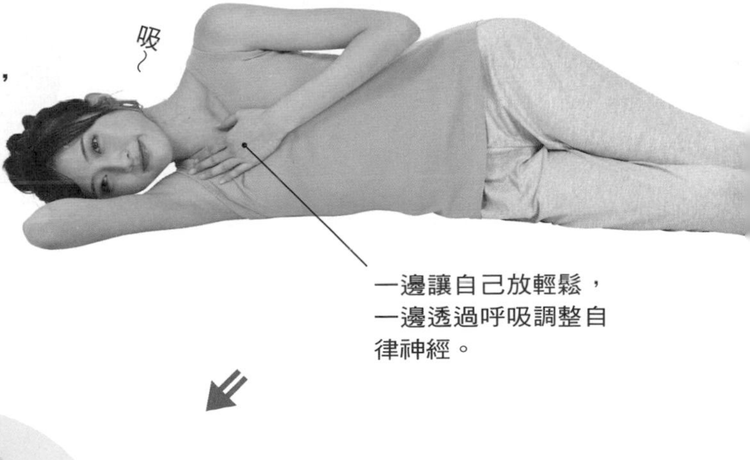
慢慢深呼吸
吸～
一邊讓自己放輕鬆，
一邊透過呼吸調整自
律神經。

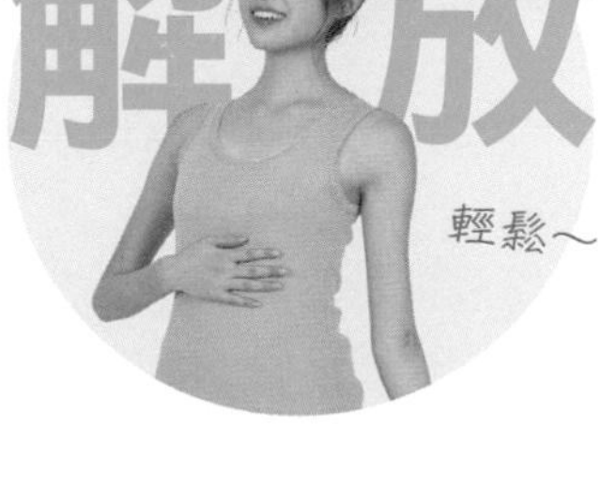
解放
輕鬆～

讓胃休息，利用深呼吸來放鬆、
恢復胃部機能！

7 眼睛疲勞、目眩

頭部白費力就是主因！

用眼過度，眼球受到壓迫，眼周圍的血液循環變差。

眼睛都看不清楚。
白費力
眼睛周圍的肌肉緊繃。
眼睛過度用力，與頭部白費力互相影響。
頭部白費力

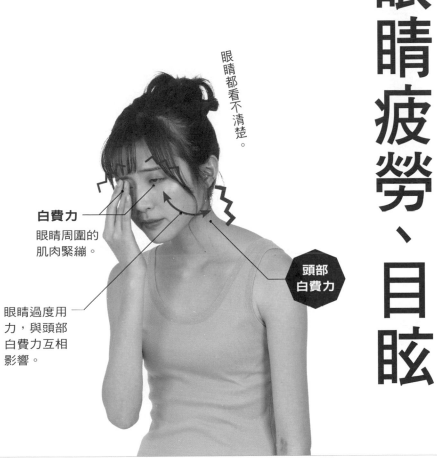

用眼過度會與頭部白費力產生負面連鎖效應

視覺神經，會傳遞眼睛所看到的訊息至腦後方的枕葉，因此用眼過度時，後腦勺也會受到影響。眼球周圍的血液循環變差，無法即時供給養分，導致眼睛非常容易疲勞。

手掌輕輕覆蓋在眼睛上，然後深呼吸

阻斷光源，利用手掌溫度來舒緩放鬆眼睛。

Step 1

雙手交叉、手掌覆蓋在眼睛上

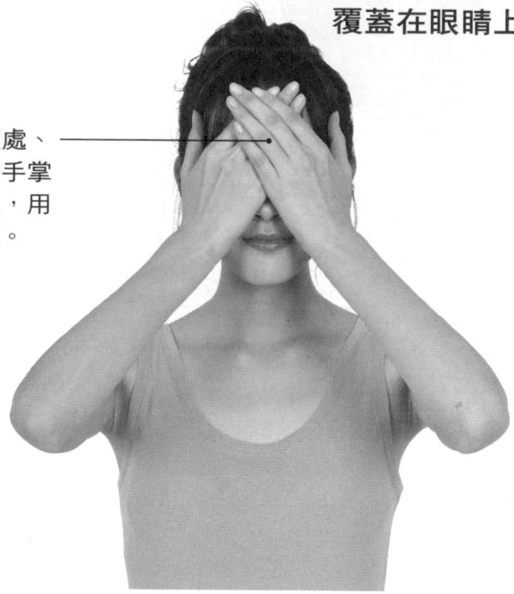

手指放在額頭處、雙手交叉，將手掌覆蓋在眼睛上，用手掌阻斷光源。

Step 2

一邊聽喜歡的音樂，持續深呼吸約一首歌的時間

也可以聽音樂，
放鬆心情。

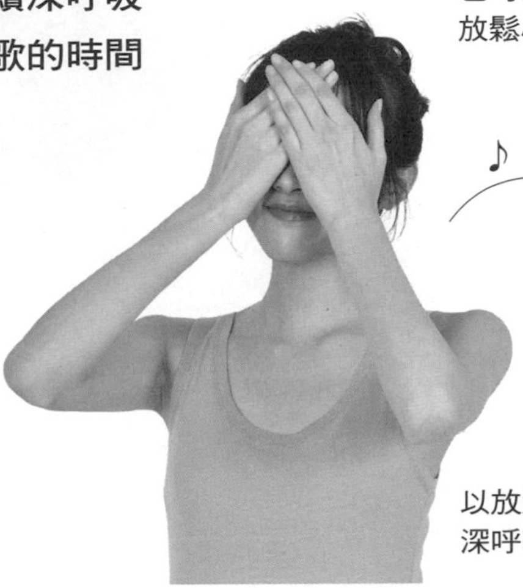

以放鬆的姿勢
深呼吸。

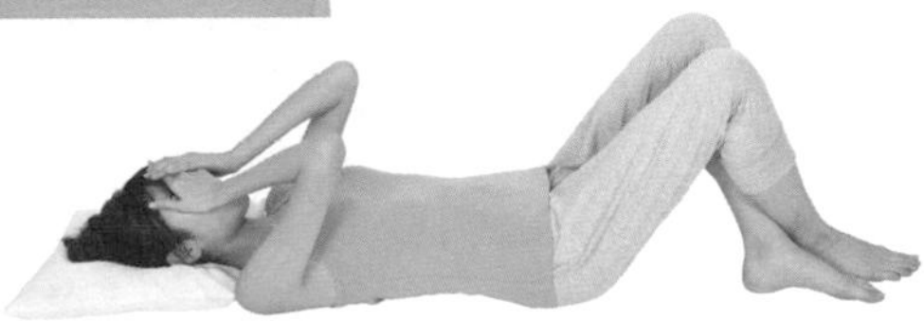

手掌蓋住眼睛，
也可以小睡一下。

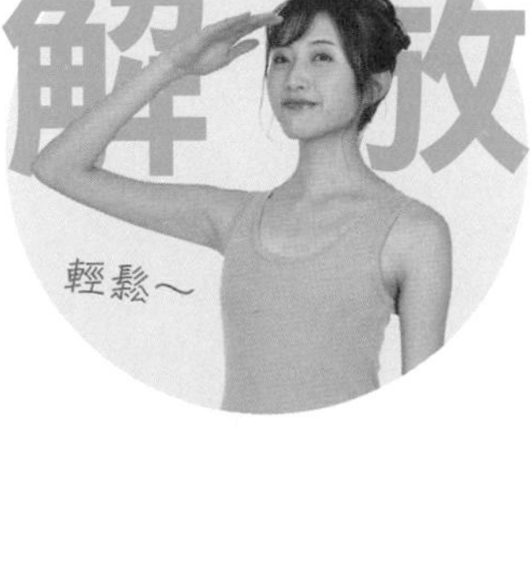

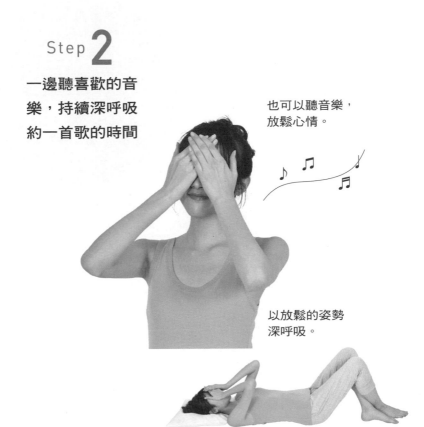

**拿開手掌，眼睛重現光明，
不再過度用力！**

8 口齒不清

頭部白費力就是主因！

頭部白費力會讓舌頭變僵硬！
舌頭不靈活，變得很難發音！

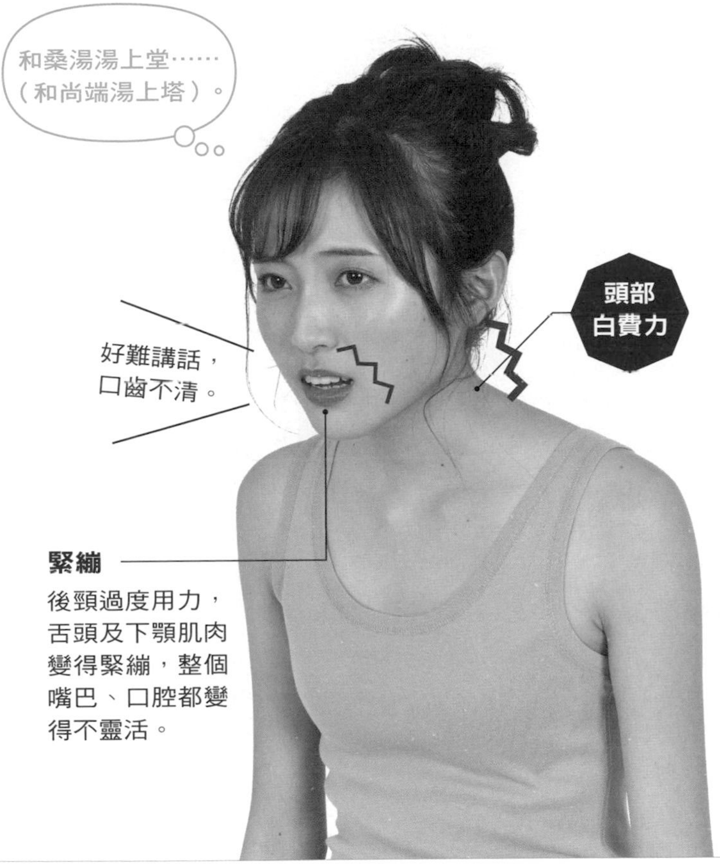
和桑湯湯上堂……
（和尚端湯上塔）。
頭部
白費力
好難講話，
口齒不清。
緊繃
後頸過度用力，舌頭及下顎肌肉變得緊繃，整個嘴巴、口腔都變得不靈活。

肌肉僵硬，口腔不靈活

後頸緊繃，口腔也受到影響，過度用力也會影響咬合。舌頭、下顎、兩頰肌肉因此僵硬，整個口腔都變得不靈活，無法好好說話，自然口齒不清。

讓兩頰充飽氣，再上下左右動一動

讓口腔內充滿空氣，利用空氣來刺激舌頭、雙頰、下顎。

Step 1

吸入大口空氣，讓兩頰充飽氣，臉頰鼓起

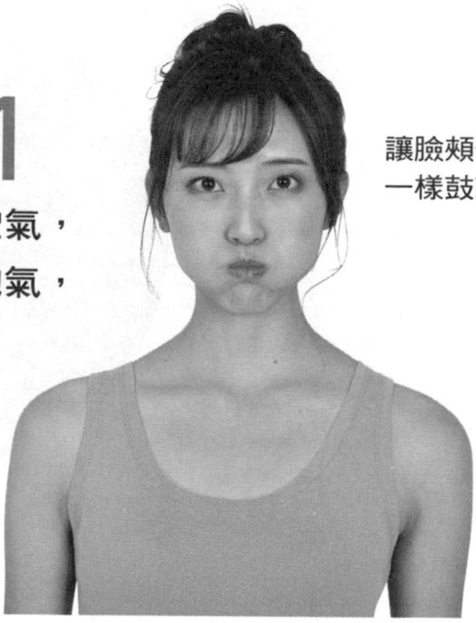

讓臉頰像氣球一樣鼓鼓的。

Step 2

將口腔內的空氣上下左右、前後動一動

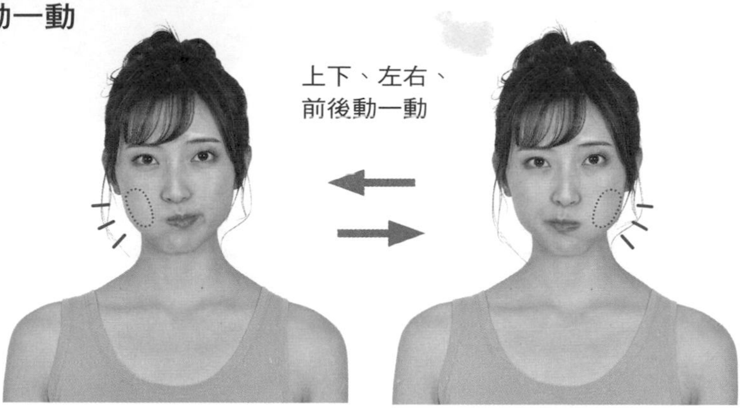

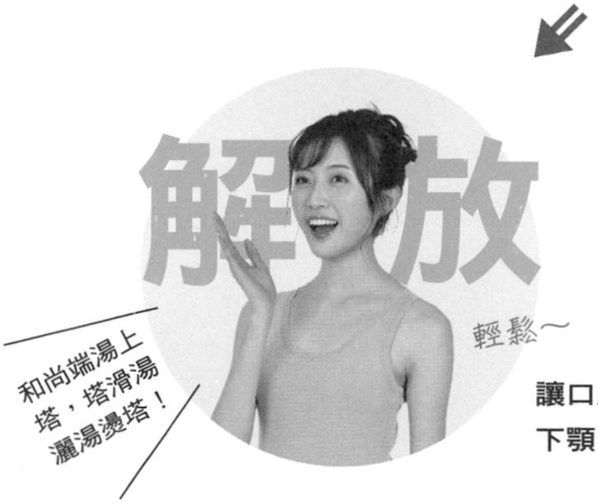

讓口腔內充滿空氣，利用空氣來讓舌頭、下顎、臉頰恢復靈活！

9 發聲困難

頭部白費力就是主因！

喉嚨肌肉緊繃，聲音出不來！

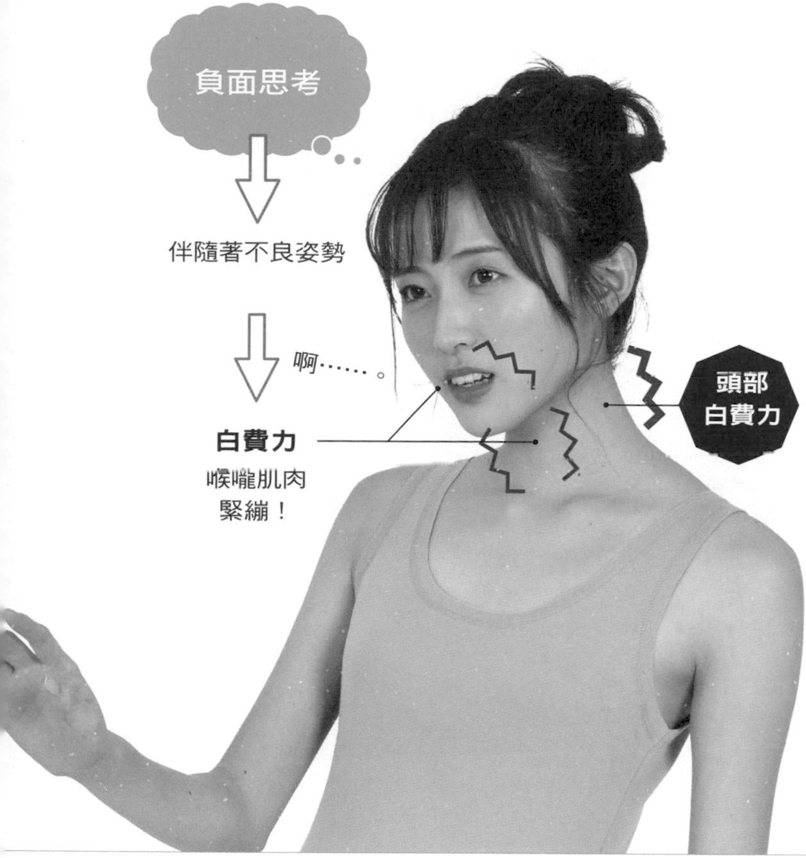
負面思考
伴隨著不良姿勢
啊……。
白費力
喉嚨肌肉
緊繃！
頭部
白費力

消沉、消極，會讓聲音出不來！

頭部白費力會讓身體及大腦處處受限，思考模式也會因此變得負面消極。不只喉嚨肌肉會因為白費力而緊繃，消極思考也會讓身體變得消沉，並在不知不覺中彎腰、駝背，這也是造成聲音出不來的原因。

透過骨盤前傾與後傾的姿勢變換，重新調整體態

藉由反覆動作來調整骨盤，修正無意間造成的不良姿勢！

Step 1

坐在椅子上，靠腰部來前後移動

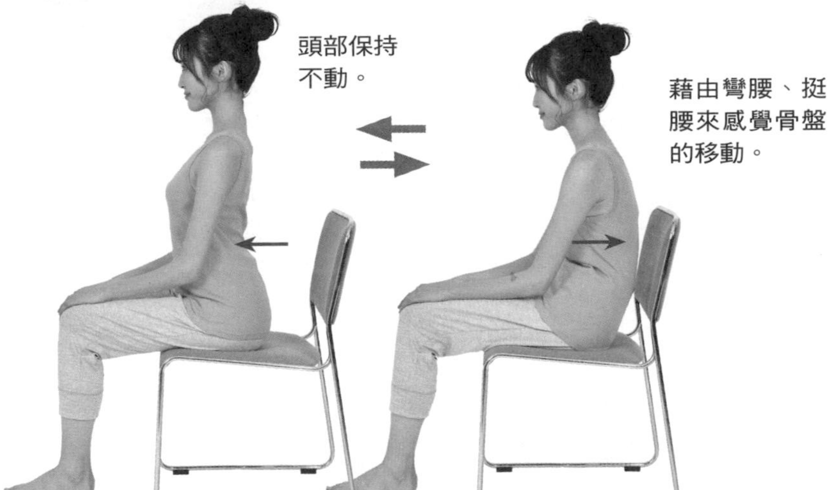
頭部保持
不動。
藉由彎腰、挺
腰來感覺骨盤
的移動。

Step 2

**將背挺到最直，
然後定住不動**

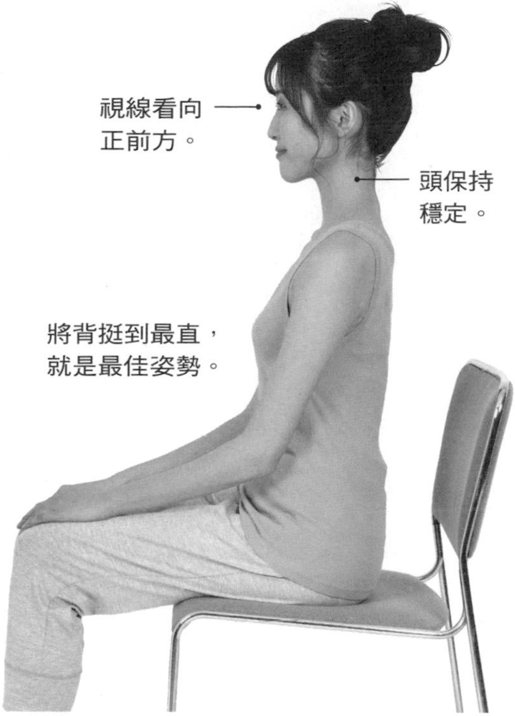
視線看向
正前方。
頭保持
穩定。
將背挺到最直，
就是最佳姿勢。

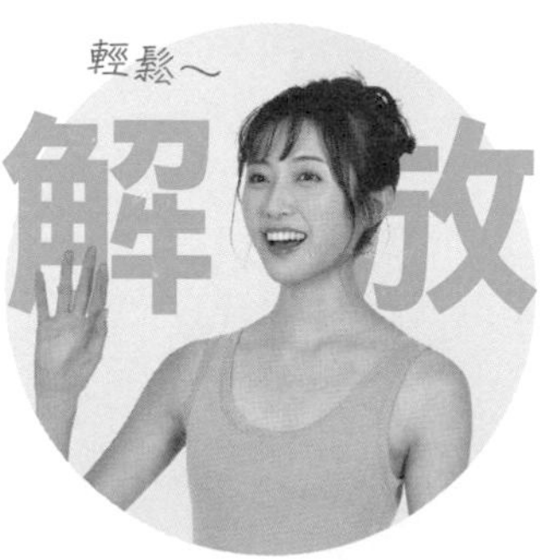
輕鬆～
解放

**改善不良姿勢，
就能順利發聲！**

10 肺活量不足

頭部白費力就是主因！

脊椎骨及胸腔感覺卡卡不順。
呼吸淺短造成肺活量不足。

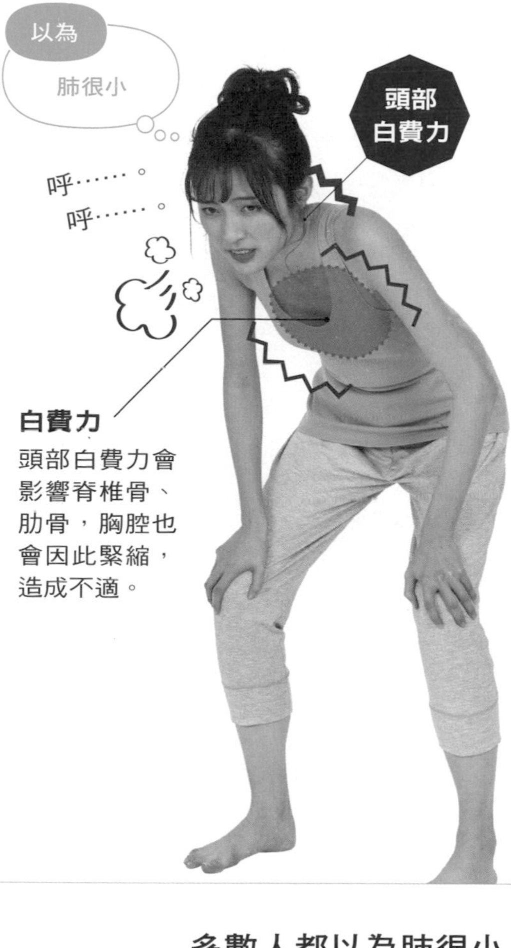
以為
肺很小
頭部
白費力
呼……。
呼……。
白費力
頭部白費力會影響脊椎骨、肋骨，胸腔也會因此緊縮，造成不適。

多數人都以為肺很小

頭部白費力會影響脊椎骨、肋骨，胸腔也會因此緊縮，呼吸變淺，這就是引發不適的主要原因。加上多數人都誤以為肺很小，結果不自覺的限制了吸氣量，加重不適症狀。

重新認識肺的大小，好好深呼吸

抛棄錯誤觀念，重新認識肺的大小，
大口大口深呼吸！

Step 1

一手摸在鎖骨上緣，另一手摸在肋骨下緣

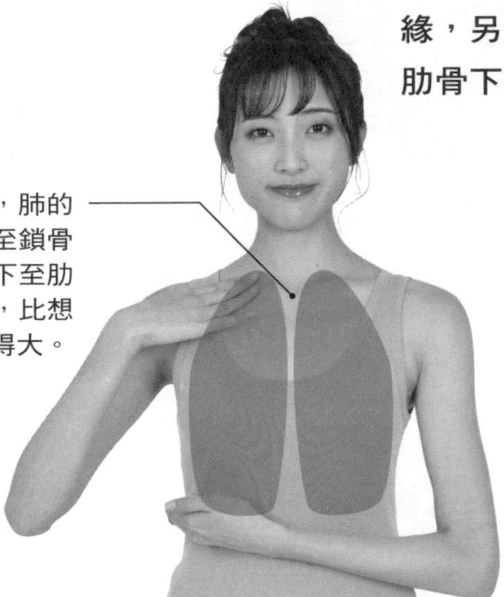

如圖示，肺的範圍上至鎖骨上緣、下至肋骨下緣，比想像中來得大。

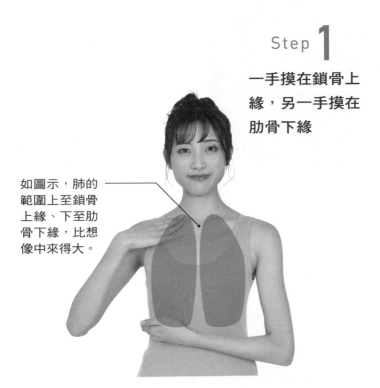

Step 2

維持一手在上、一手在下的姿勢，一邊想像正確大小的肺，一邊深呼吸

像是要連背部都充飽氣一般，深深的深呼吸。

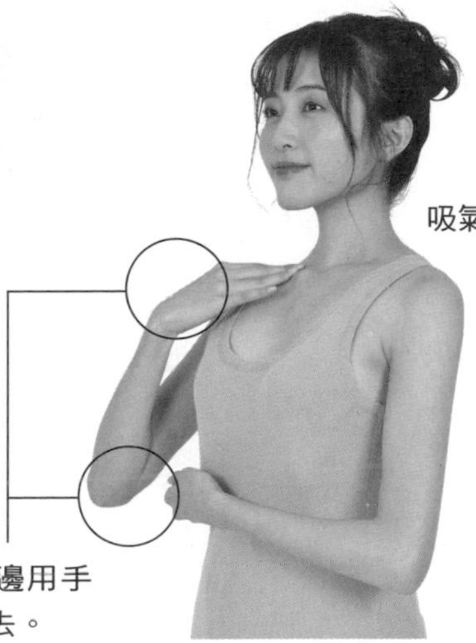

吸氣……

一邊深呼吸，一邊用手感受肺有空氣進去。

透過手的感覺，再度認知肺的正確大小！

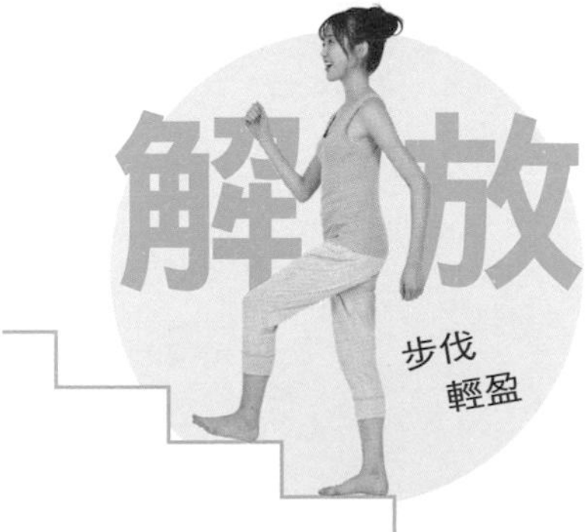

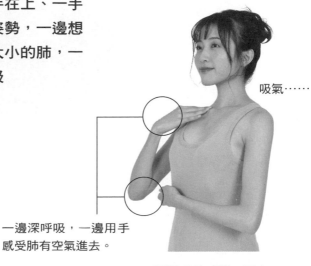

對肺的大小有正確認知，呼吸更順暢！

11 頭暈、暈眩

頭部白費力就是主因！

耳朵緊繃，
也會影響到耳內的三半規管。

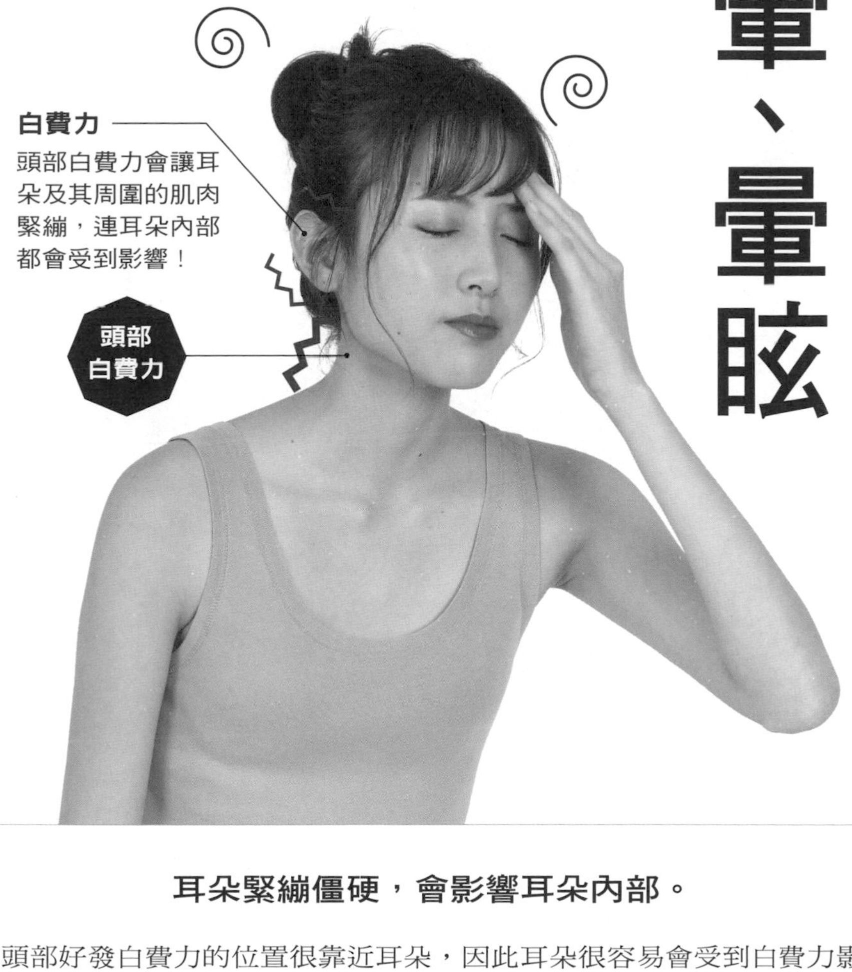
白費力
頭部白費力會讓耳朵及其周圍的肌肉緊繃，連耳朵內部都會受到影響！
頭部白費力

耳朵緊繃僵硬，會影響耳朵內部。

頭部好發白費力的位置很靠近耳朵，因此耳朵很容易會受到白費力影響。耳朵外側的肌肉不用說，就連耳內的三半規管也會被波及，導致淋巴液等體內液體循環變差，進而造成身體失去平衡。

向外伸展耳朵及眼部肌肉

向外伸展緊繃的耳朵內部及眼部肌肉吧！

Step 1

將耳朵往外拉，
伸展耳朵

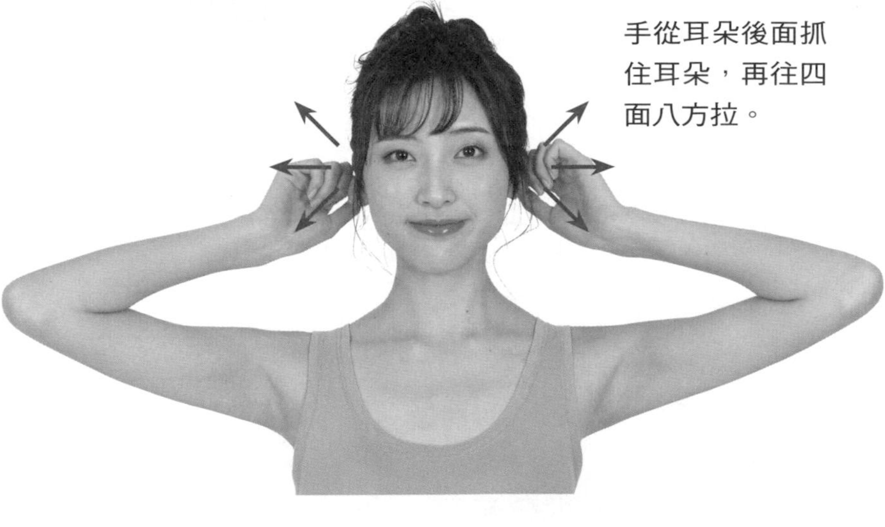
手從耳朵後面抓
住耳朵，再往四
面八方拉。

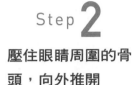

Step 2

壓住眼睛周圍的骨頭，向外推開

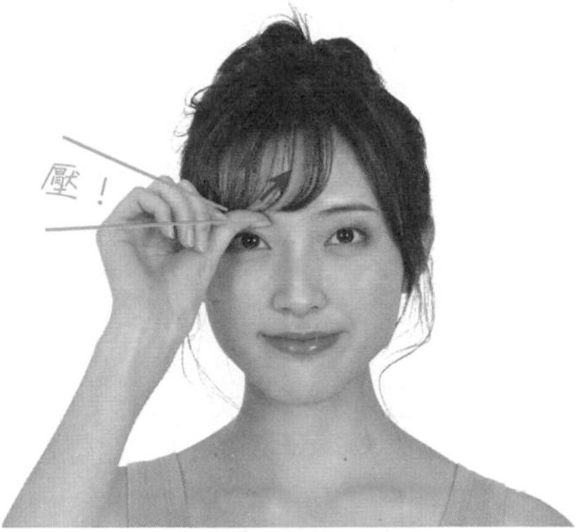

大拇指輕壓眼球上方、眼眶的骨頭，將骨頭輕輕往上推，像是要推開繃緊的骨頭一樣。

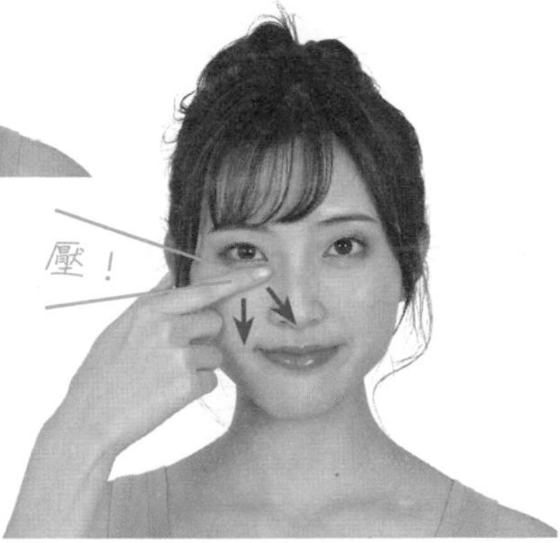

食指輕壓眼球下方、眼眶的骨頭，將骨頭輕輕往下推，像是要推開緊縮的骨頭一樣。

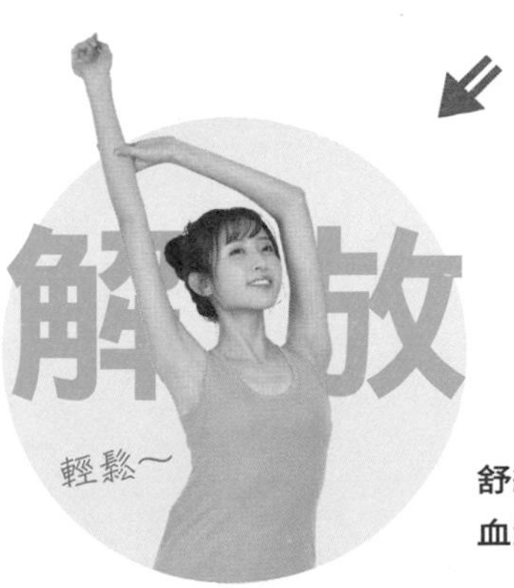

舒緩緊繃的耳朵及眼部，血液循環也得到改善！

12 喉嚨阻塞

頭部白費力就是主因！

頭與頸部不在正確位置，壓迫到喉嚨肌肉！

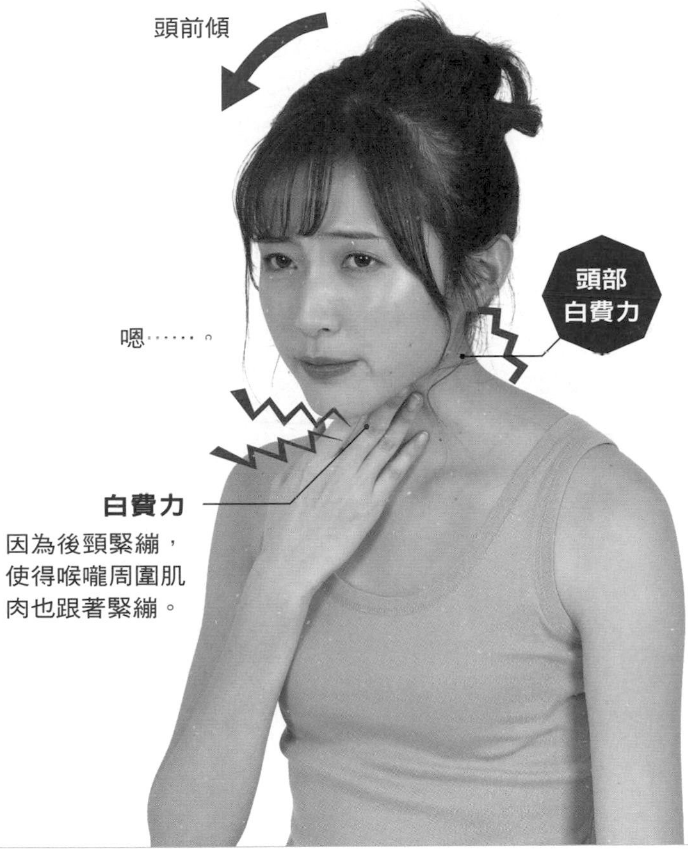
頭前傾
嗯……。
頭部白費力
白費力
因為後頸緊繃，使得喉嚨周圍肌肉也跟著緊繃。

頭不在正確位置上，導致喉嚨緊縮！

受到白費力影響，頭的位置前傾，導致下顎抬高、後頸縮起來，如此一來，喉嚨周圍的肌肉也會跟著繃住。喉嚨緊繃，受到壓迫，空氣過不去，就會感覺喉嚨好像被塞住。

不開口打呵欠，就能打開喉嚨

讓呼吸道（空氣流通的通道），保持暢通呼吸。

Step 1

抬頭，讓呼吸道暢通，然後呼吸

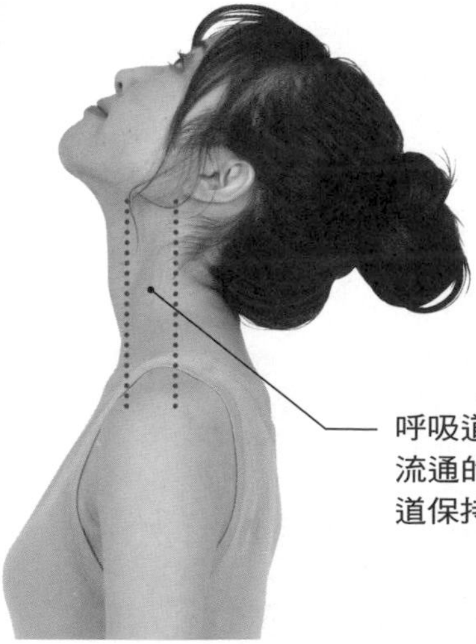

呼吸道就是讓空氣流通的通道，讓通道保持暢通。

Step 2

嘴巴不要張開，做一個「不開口打呵欠」的動作

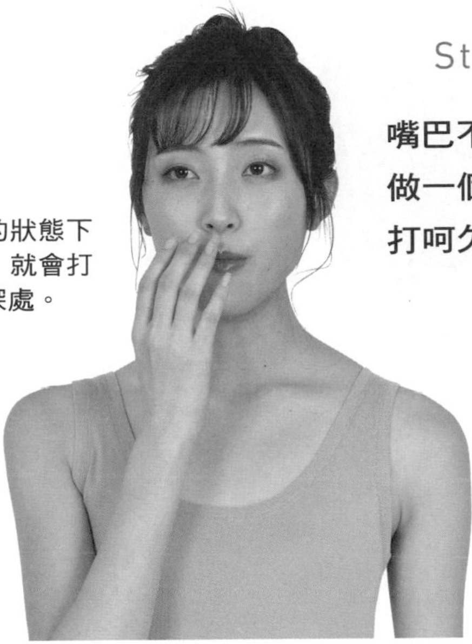

在閉嘴的狀態下打呵欠，就會打開喉嚨深處。

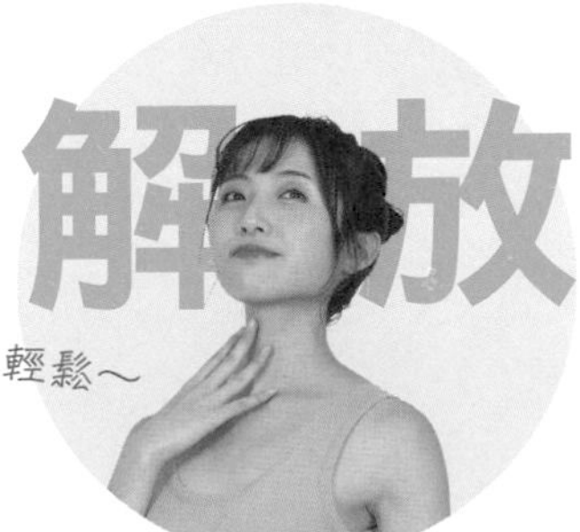

不張嘴打呵欠，就能打開喉嚨深處，呼吸暢通！

13 咬合不順

頭部白費力
就是主因！

無意間過度咬緊牙關，引發不適。

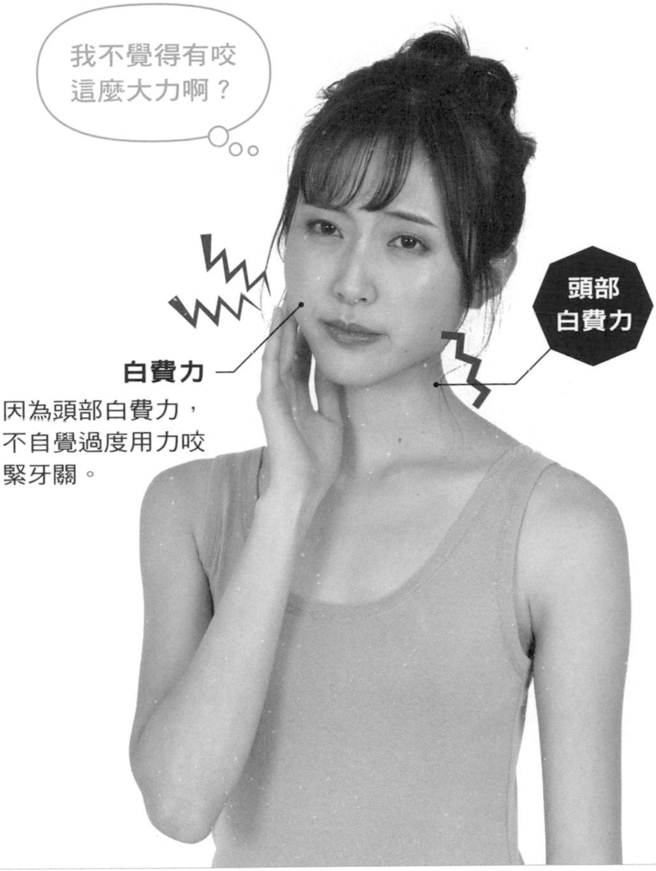
我不覺得有咬
這麼大力啊？
頭部
白費力
白費力
因為頭部白費力，
不自覺過度用力咬
緊牙關。

下意識過度咬合

頭部受到白費力影響，會讓人在無意間過度用力咬合。但是，就算沒有白費力，很多人還是會在意不要嘴巴開開，而不自覺過度閉合，結果引起咬合不順。

讓口中充滿空氣，鼓起雙頰，
上下排牙齒再輕輕互相碰撞

Step 1

上下脣抿成一直線，然後像含住一顆空氣球般，讓口腔及齒列充滿空氣

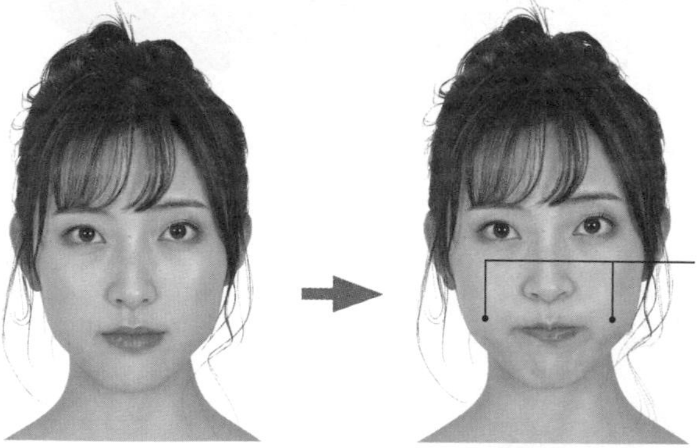

嚴重緊繃的人，光是像這樣含住空氣，就會覺得不舒服。

Step 2

上下排牙齒輕輕碰撞，
然後將舌頭放至下顎處
同時閉上嘴巴

將舌頭放至下顎處。

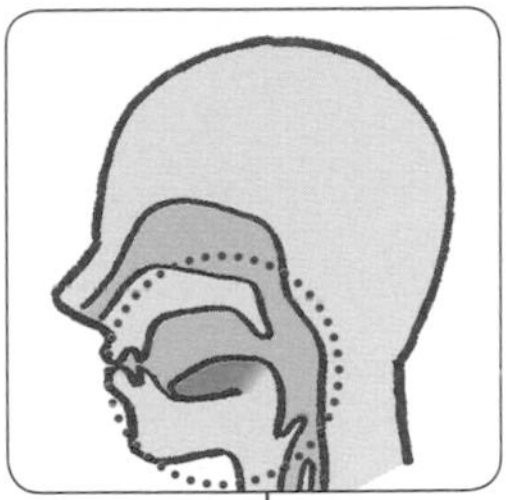

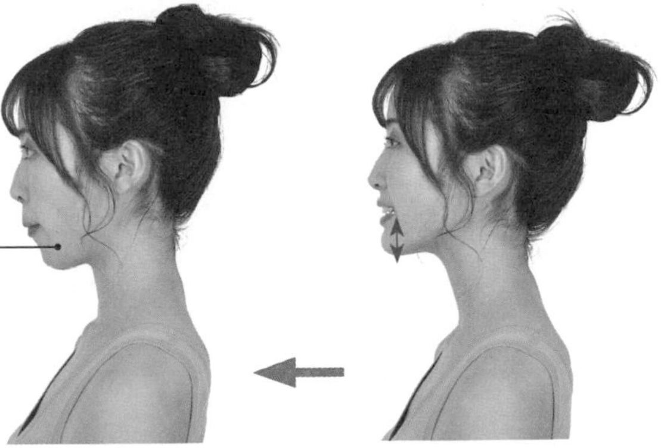

舌頭放下顎處，闔上嘴。　　上下排牙齒輕輕碰撞。

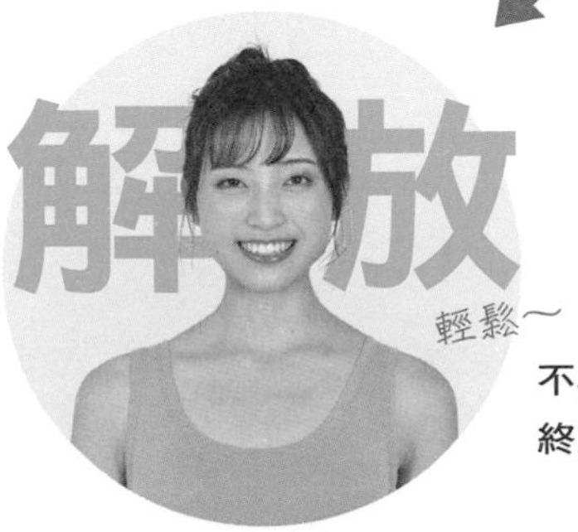

不再過度咬緊牙關，
終於能放鬆！

14 臉部浮腫

頭部白費力
就是主因！

由於頭部白費力，導致脖子僵硬阻塞！
體液循環遲滯，造成臉部浮腫！

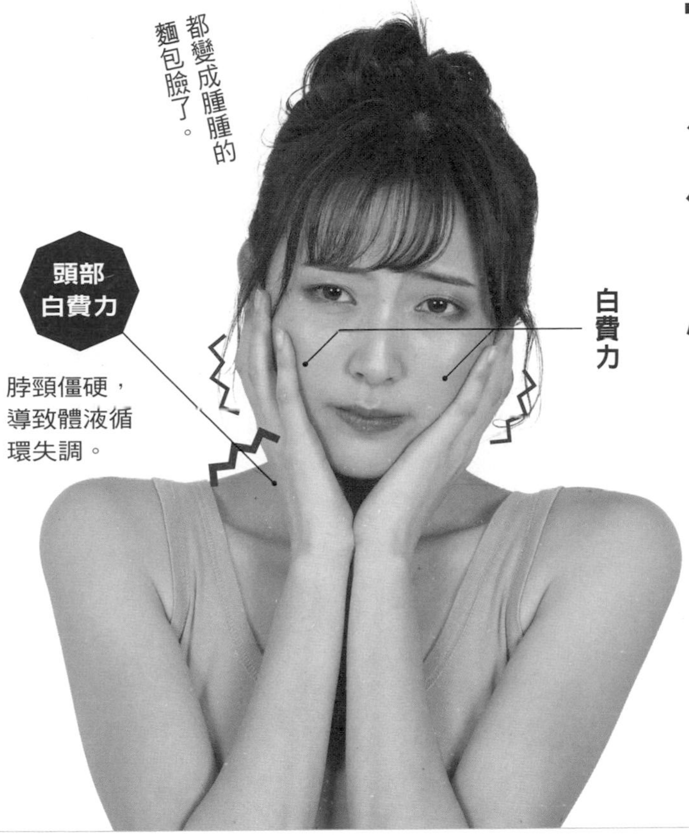
都變成腫腫的
麵包臉了。
頭部
白費力
白費力
脖頸僵硬，
導致體液循
環失調。

體液循環失調，水分的供給平衡也會出問題！

脖頸緊繃僵硬，傳導途徑也會受影響。體液循環變差，臉部水分平衡也會跟著失調，造成臉部浮腫。另外，由於肌肉繃緊，淋巴循環也會跟著惡化，引起浮腫。

按摩後頸及兩邊臉頰，疏通淋巴

放鬆肌肉，可以改善淋巴循環。

Step 1

從後腦勺開始，手指由下往上按壓

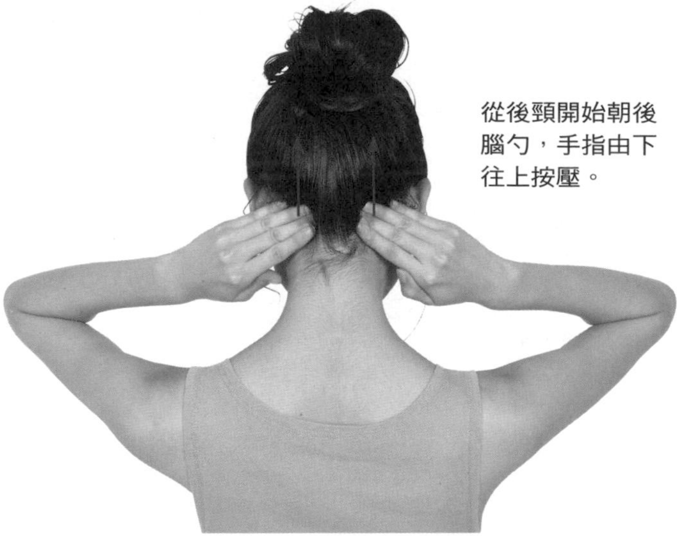

從後頸開始朝後腦勺，手指由下往上按壓。

Step 2

雙手按壓臉頰，像是把臉頰肌肉往耳朵推過去一般

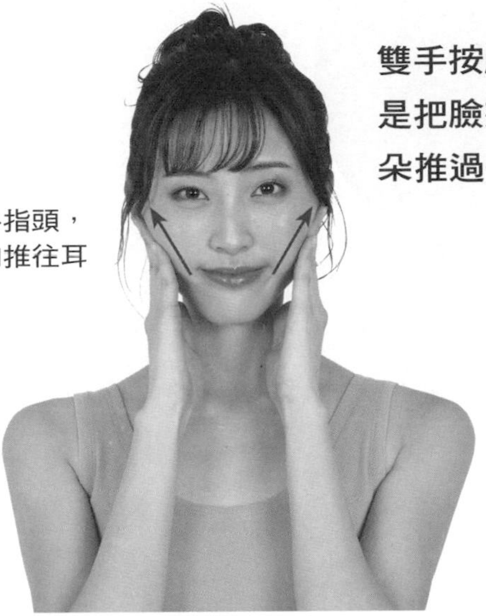

利用四根手指頭，將臉頰肌肉推往耳朵方向。

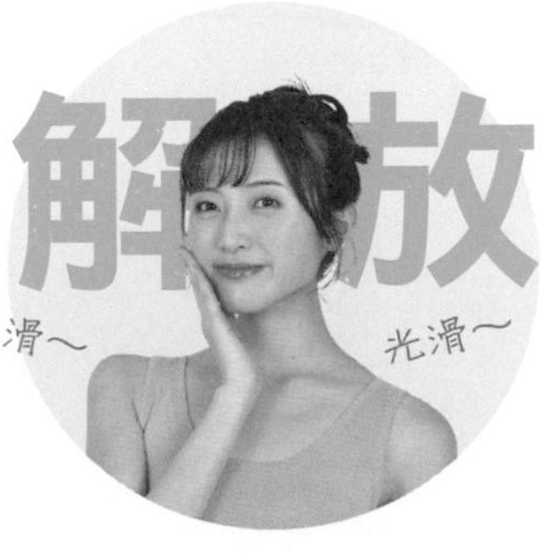

按摩舒展肌肉，改善淋巴循環！

15 手腳浮腫

頭部白費力就是主因！

手腳肌肉用力過度，
肌肉僵硬導致體液循環緩慢。

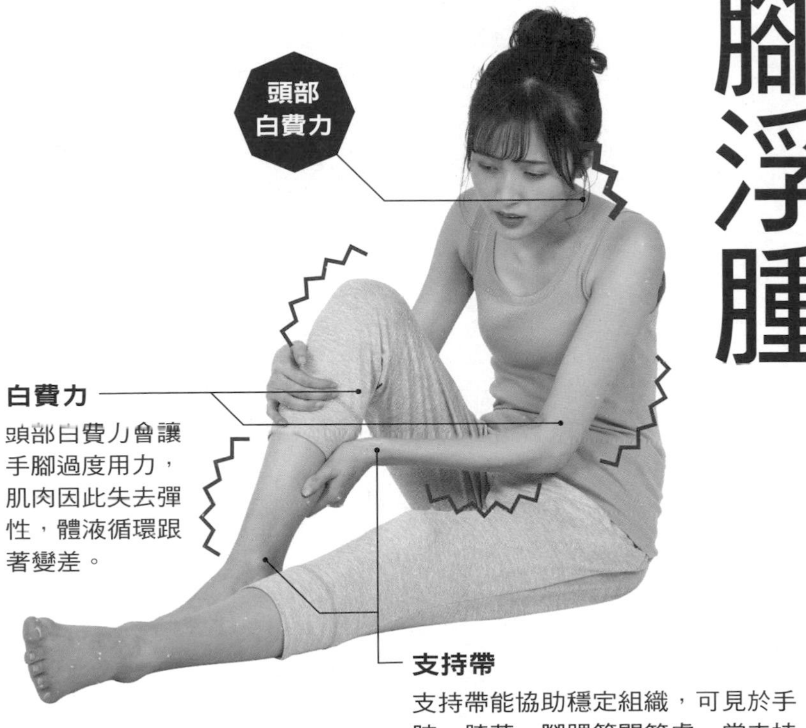
頭部
白費力
白費力
頭部白費力會讓手腳過度用力，肌肉因此失去彈性，體液循環跟著變差。
支持帶
支持帶能協助穩定組織，可見於手腕、膝蓋、腳踝等關節處。當支持帶緊繃，便會妨礙體液循環。

手腳肌肉過度用力，影響體液循環

支持帶一旦緊繃僵硬，手腳血液等體液循環會逐漸緩慢。另外，肌肉僵硬也會影響肌肉的伸縮彈性，對血液循環造成不良影響。

從上到下，為手腳按摩舒緩

透過按摩按壓，
舒緩手腳肌肉，改善血液循環！

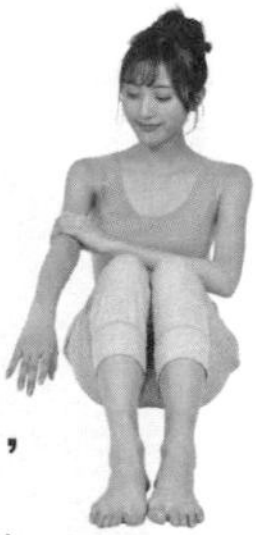

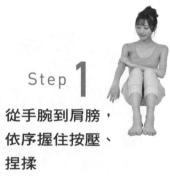

Step 1

從手腕到肩膀，依序握住按壓、捏揉

1 手腕

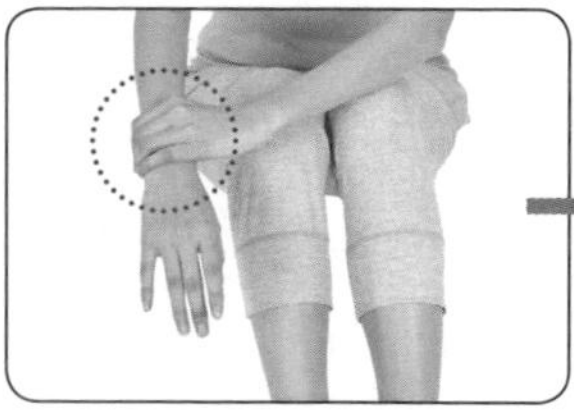

2 下臂中間

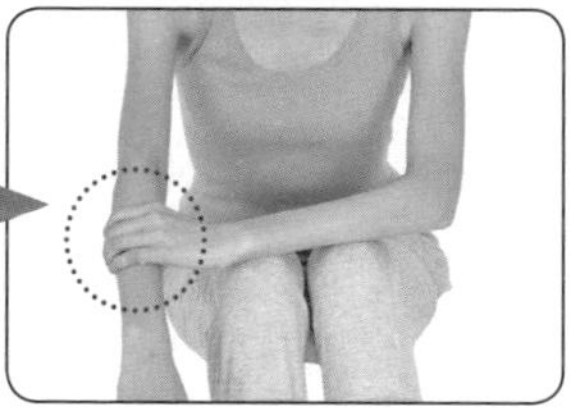

3 手肘

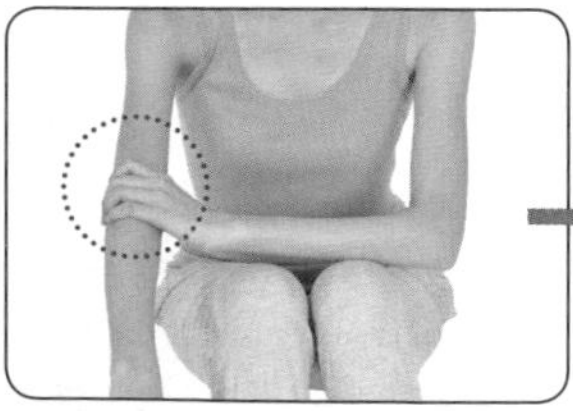

4 上臂中間

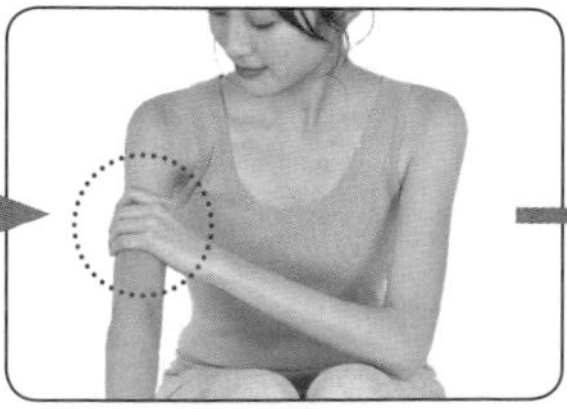

5 肩膀

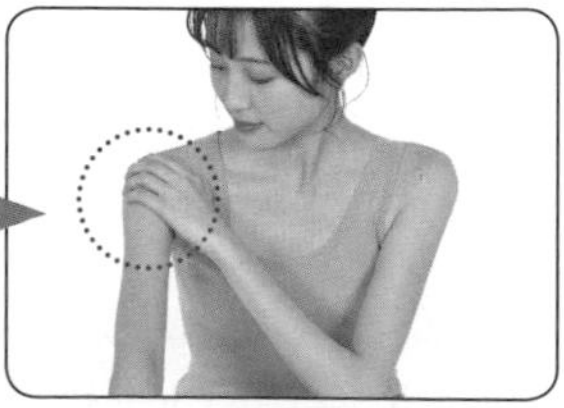

Step 2

從小腿肚到腳踝，用雙手來回捏揉按摩

6 小腿肚至腳踝

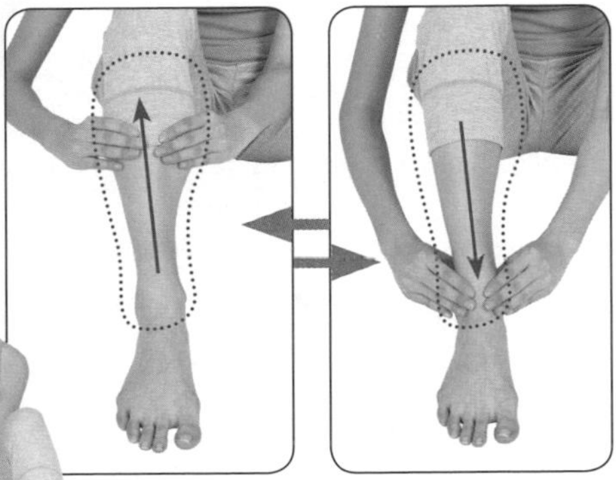

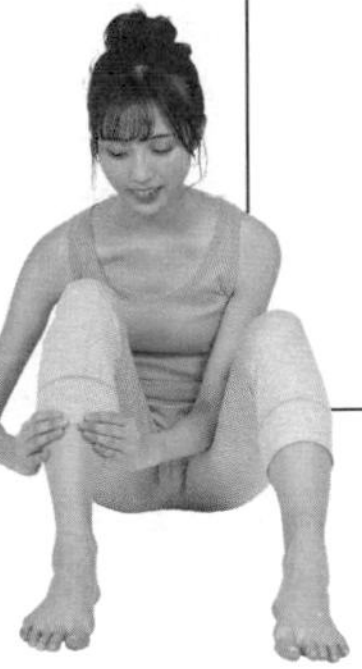

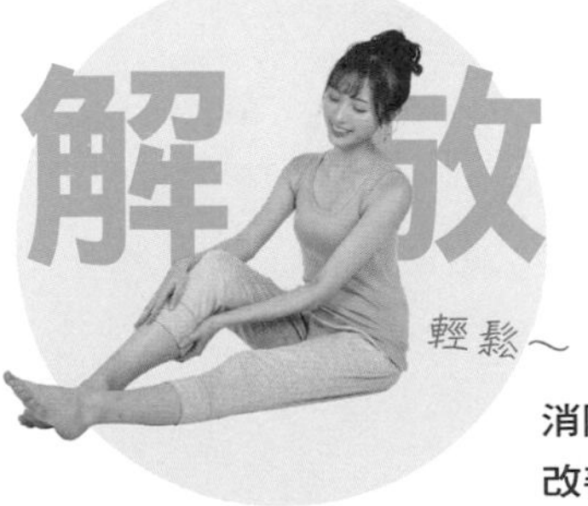

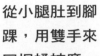

消除手腳浮腫，改善血液循環！

16 畏寒

頭部白費力就是主因！

因為手腳肌肉緊繃僵硬，
導致指尖、腳尖的血液循環變差！

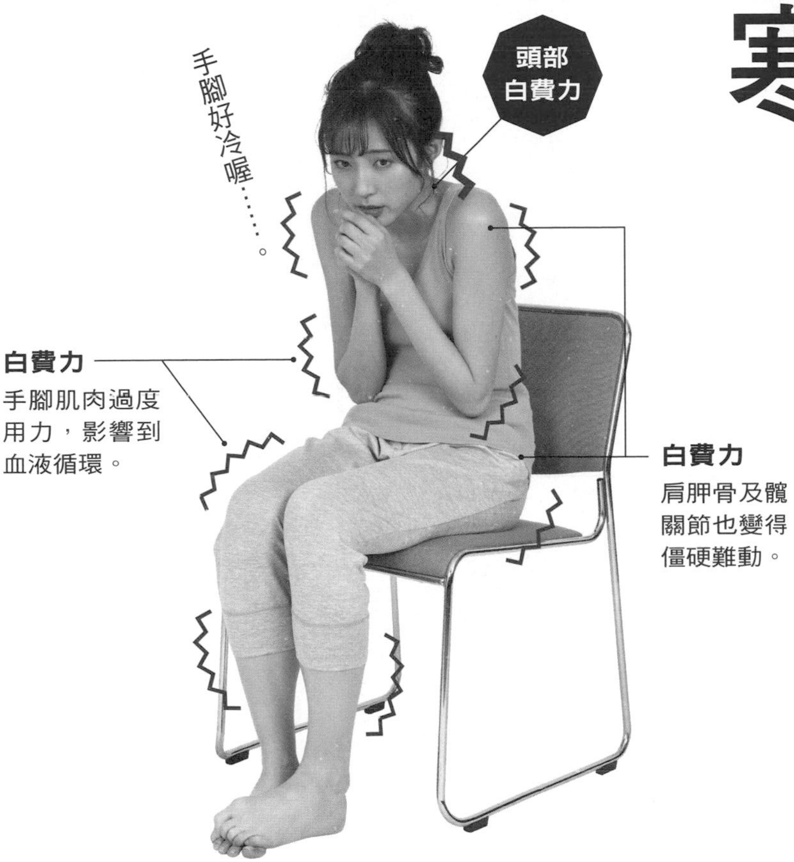
手腳好冷喔……。
頭部白費力
白費力
手腳肌肉過度用力，影響到血液循環。
白費力
肩胛骨及髖關節也變得僵硬難動。

血液循環差，手腳冰冷

受到頭部白費力影響，手腳會因而過度使力，使得肌肉緊繃僵硬，血液循環也因此變差。這也是造成手腳冰冷的原因。身體軀幹與手足，是靠肩胛骨及髖關節來連結，當肩胛骨與髖關節的動作僵硬，血液循環也會受到影響。

動動肩胛骨及髖關節，
提升血液循環。

Step 1

面對牆壁，看向天花板，全力將手往上伸

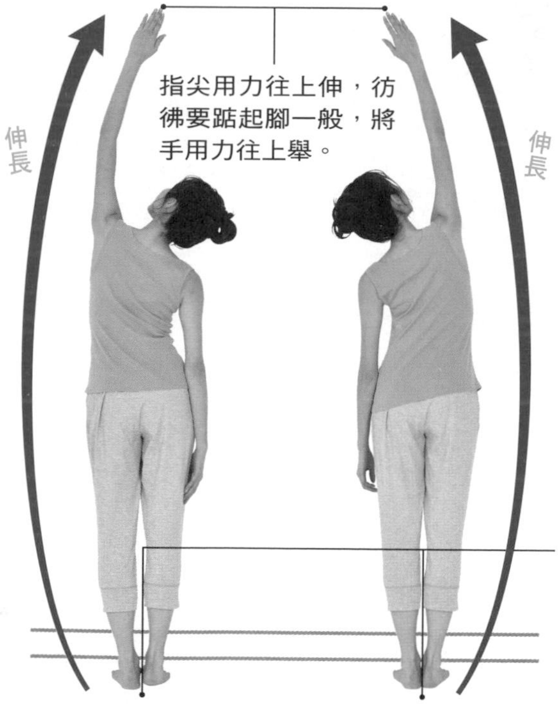
指尖用力往上伸，彷彿要踮起腳一般，將手用力往上舉。
伸長
伸長
腳不要真的踮起來。

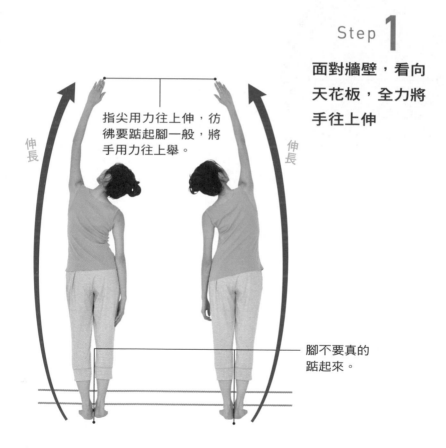

Step 2

單腳站在椅子上，將身體重心往前，感覺舒展以後，再恢復姿勢

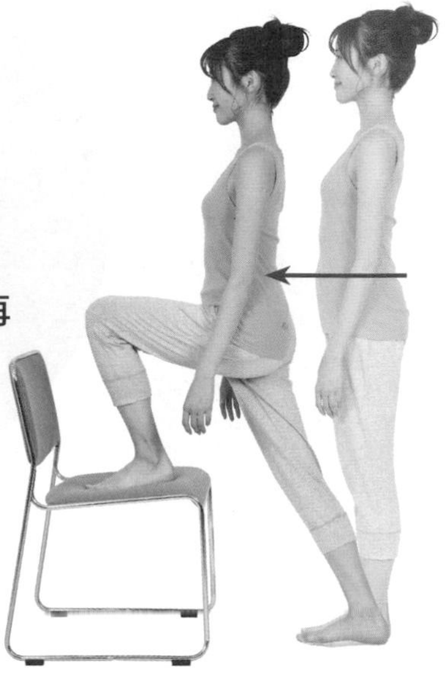

1

利用體重往前傾。

2

恢復姿勢後，換另外一腳站上椅子，再做一次。

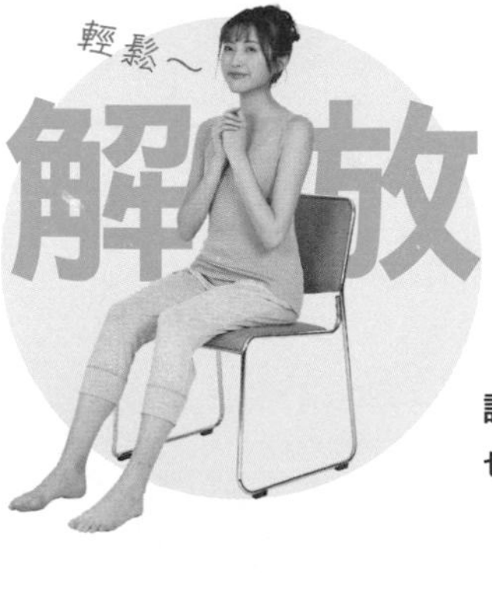

讓肩胛骨及髖關節恢復靈活動作，也能改善手腳的血液循環！

17 判斷力不足

頭部白費力就是主因！

脖頸緊繃，大腦與身體在傳遞情報時就會變遲鈍！

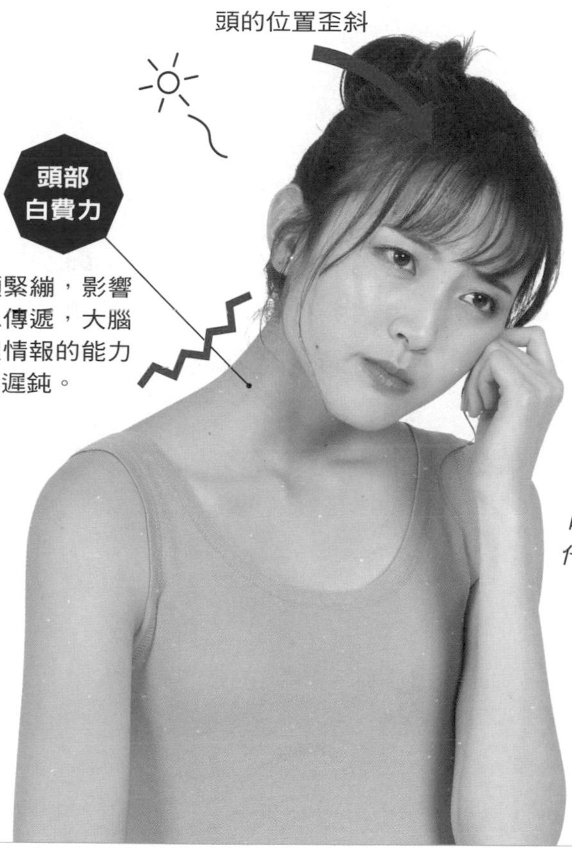
頭的位置歪斜
頭部白費力
脖頸緊繃，影響訊息傳遞，大腦處理情報的能力變得遲鈍。
呃……。
什麼來著……？
身體定位基準失調，也會導致判斷力下降。

錯誤姿勢讓身體的定位基準失調，就會產生各種誤差

脖頸緊繃，大腦處理情報的能力就會變遲鈍。當頭有錯誤的動作、姿勢，身體的定位基準也會跟著失準，身體反應與大腦判斷就會產生各種誤差。

上下、左右、對角線，動動眼球吧

頭部白費力會讓思考變狹隘，
讓我們用物理性的方式打開視野吧。

Step 1

手指放在上下、左右、對角線的位置，不要移動頭部，而是轉動眼球，讓視線看向手比的方向

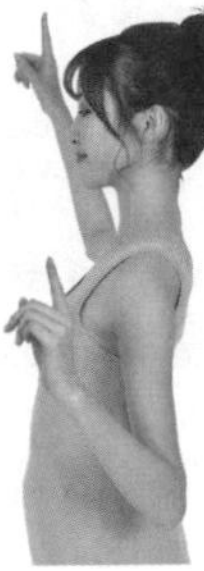

做動作 1～3 時，身體要朝前，然後盡可能將視線看向手指比的方向。

1 左右

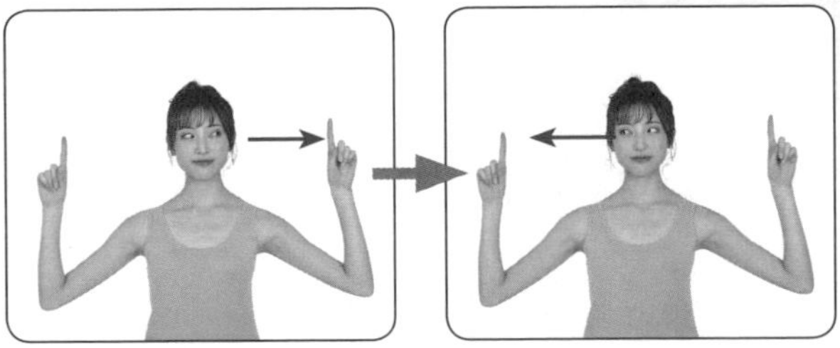

2 上下

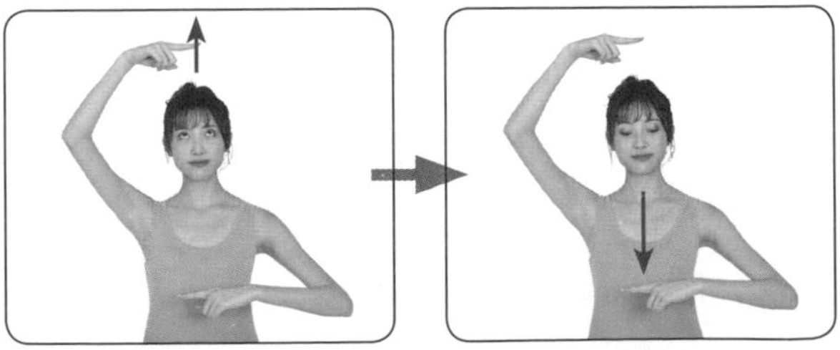

3 對角線

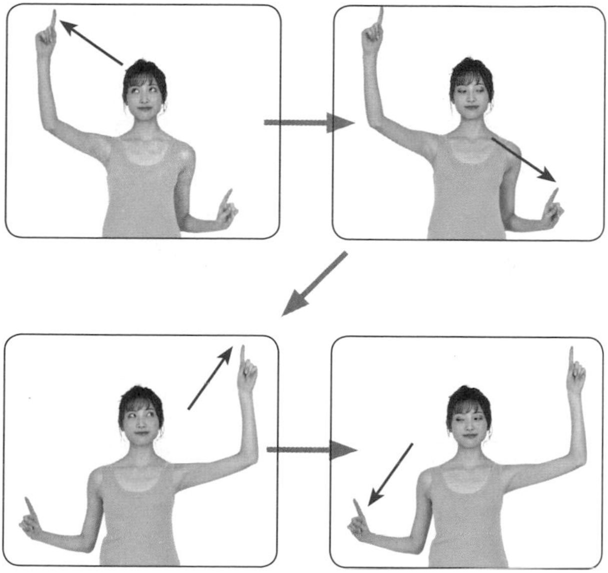

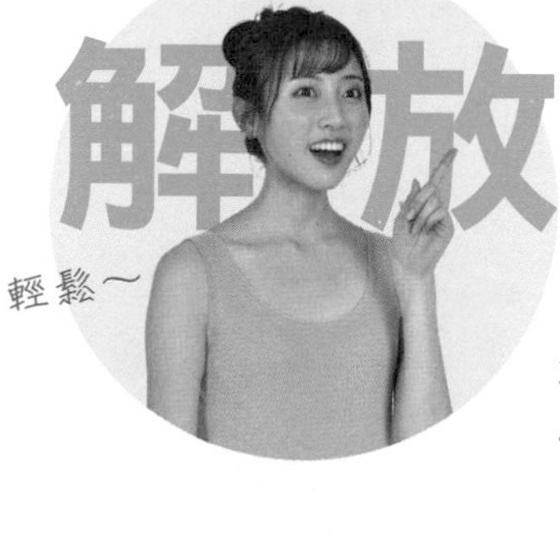

透過動眼訓練打開視野，
思考也會豁然開朗！

18 有氣無力

頭部白費力就是主因！

頭部緊繃僵硬，腦內血液循環及神經傳導都會變遲鈍！

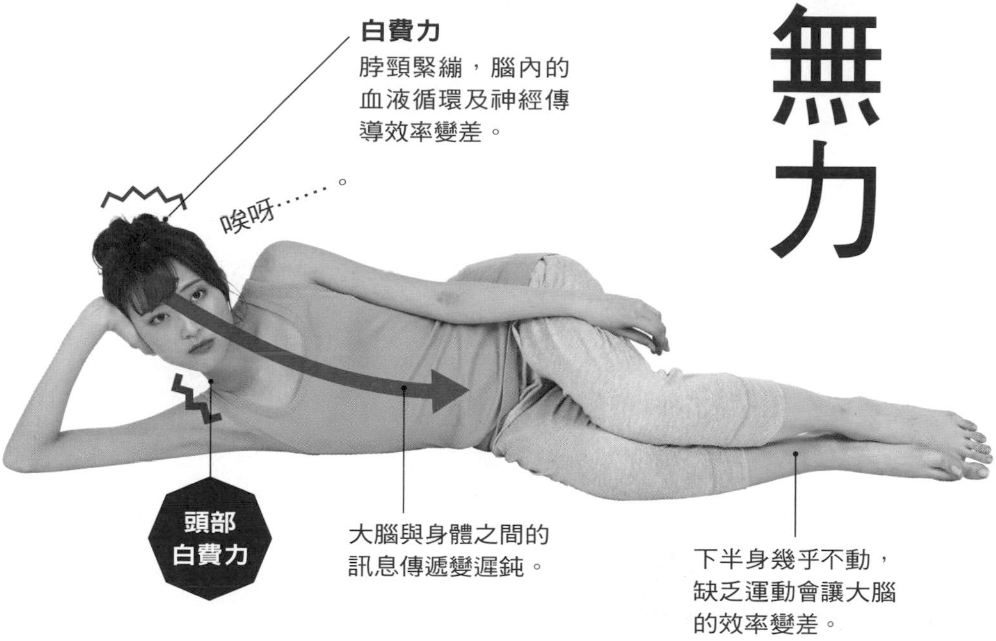
白費力
脖頸緊繃，腦內的血液循環及神經傳導效率變差。
唉呀……。
頭部白費力
大腦與身體之間的訊息傳遞變遲鈍。
下半身幾乎不動，缺乏運動會讓大腦的效率變差。

血液循環遲滯，大腦的工作效率惡化

頭部白費力雖然也是造成自律神經失調的原因之一，但是脖頸緊繃、腦內血液循環及神經傳導遲鈍、大腦工作效率惡化，這些都與失調症狀息息相關。另外，下半身缺乏運動，也是大腦效率差的原因之一。

放鬆力量，做一個體前屈，並且雙腳原地踏步。

恢復頭腦的血液循環，並且動動下半身，活化大腦。

Step 1

放鬆力量，
體前屈

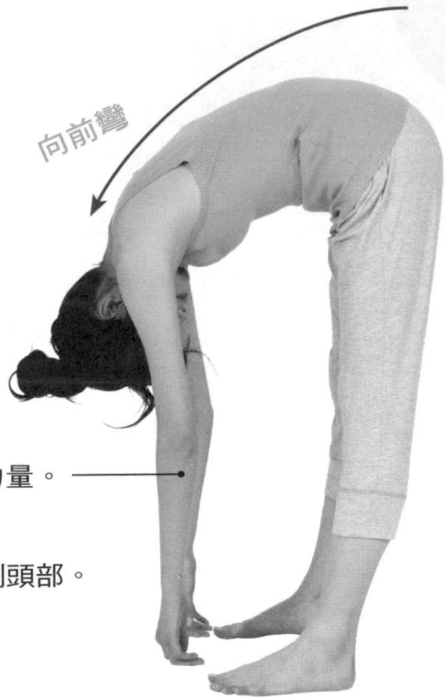
向前彎
放鬆全身力量。
讓血液流到頭部。

Step 2

**維持體前彎，
雙腳原地踏步**

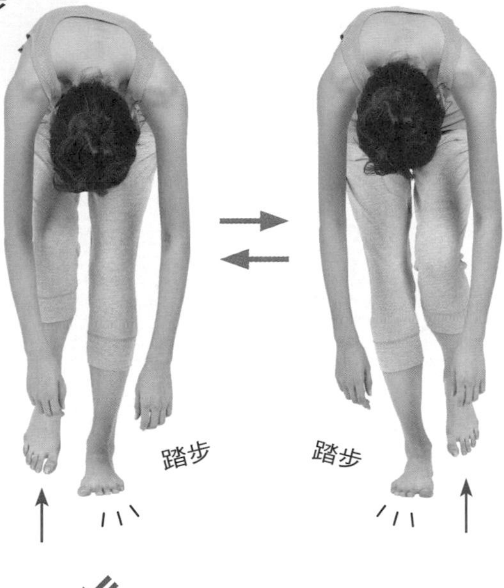

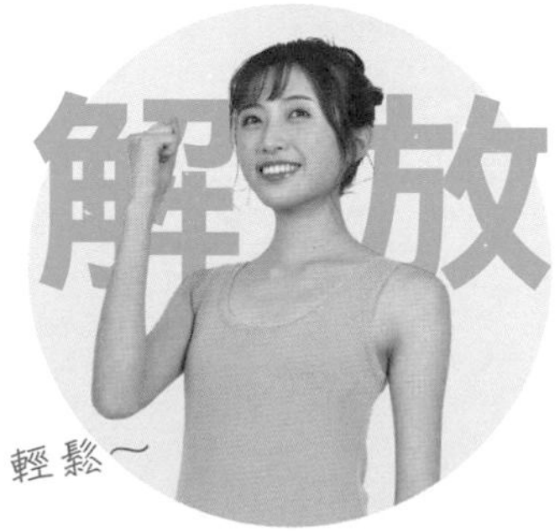

**動動下半身，
給予大腦更多刺激！**

19

焦躁

頭部白費力
就是主因！

錯誤姿勢導致頭的位置偏移，
偏移的不安全感，會讓大腦不安。

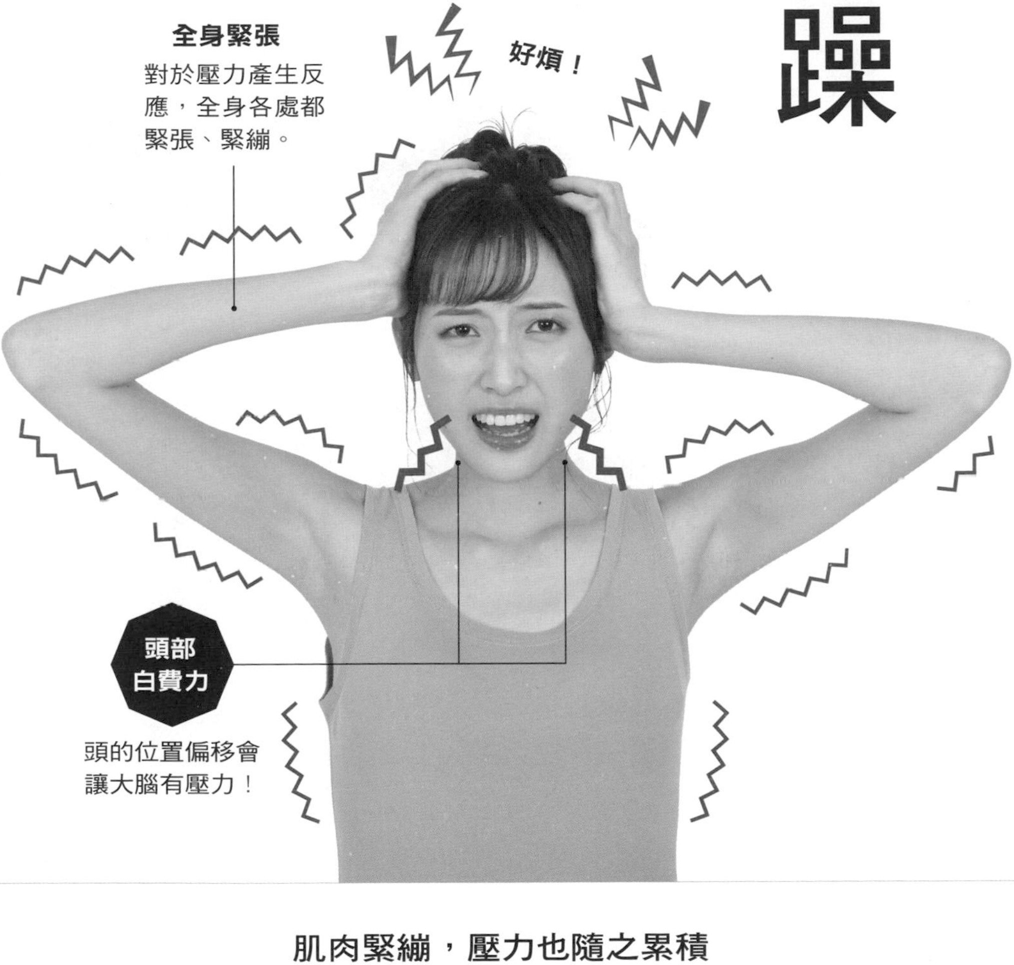
全身緊張
對於壓力產生反應，全身各處都緊張、緊繃。
好煩！
頭部白費力
頭的位置偏移會讓大腦有壓力！

肌肉緊繃，壓力也隨之累積

頭部位置偏移，大腦就會不安（儘管我們沒有自覺）、產生壓力，導致全身肌肉也跟著緊張，進而累積壓力，再引發挫折感，讓我們身心變得焦躁。

一邊深呼吸，一邊踮起腳尖

利用深呼吸讓心情慢慢平靜下來，
踮腳能夠伸展小腿肚，分散焦慮。

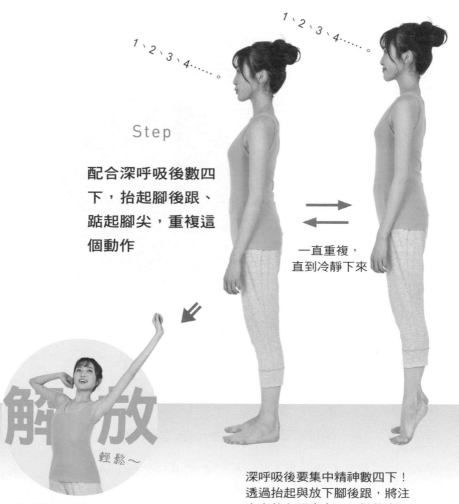

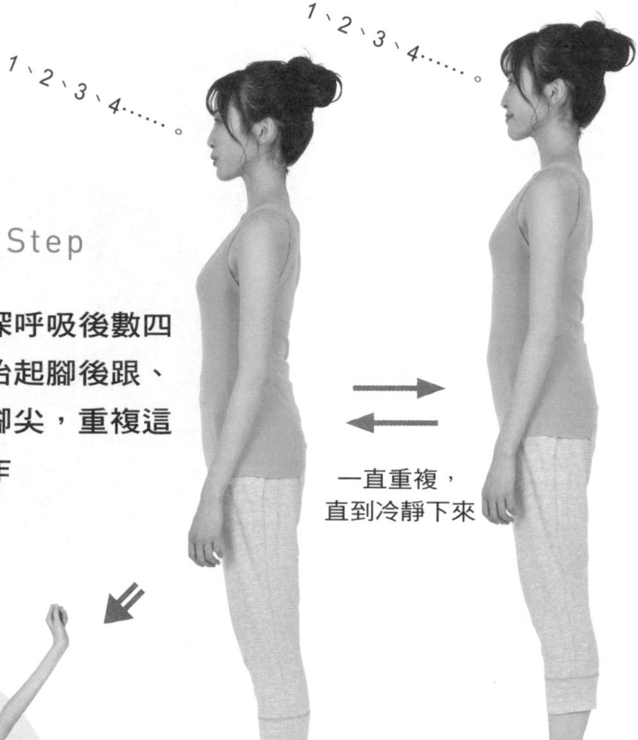

Step

配合深呼吸後數四下，抬起腳後跟、踮起腳尖，重複這個動作

一直重複，
直到冷靜下來

深呼吸後要集中精神數四下！
透過抬起與放下腳後跟，將注意力放在下半身，分散焦慮。

**深呼吸讓心情平靜，
動動下半身，分散焦慮！**

20 重聽

頭部白費力就是主因！

耳朵周圍肌肉緊繃，
耳朵內部也會因此受到影響！

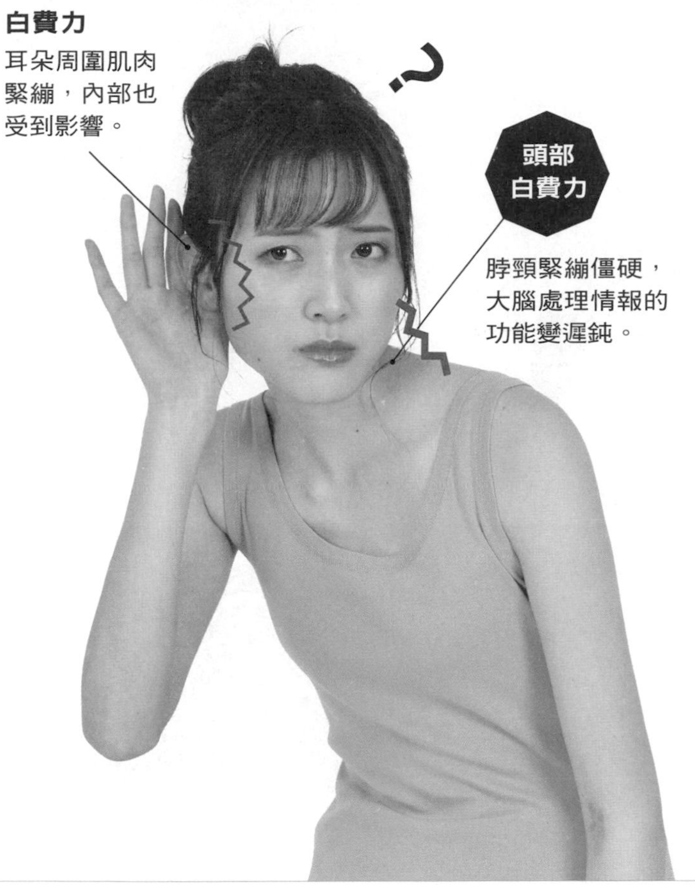
白費力
耳朵周圍肌肉緊繃，內部也受到影響。
頭部白費力
脖頸緊繃僵硬，大腦處理情報的功能變遲鈍。

耳朵周圍肌肉緊繃，內部也會產生壓力

後頸緊繃，耳朵周圍也很容易受到影響。耳朵周圍的肌肉因為受到壓迫，內部也受到影響，導致耳朵神經傳導效率下降。脖頸緊繃，導致訊息傳遞緩慢，就會讓人聽不清楚。

一邊不開口打呵欠，一邊拉開耳朵

藉由伸展耳朵周圍的肌肉，舒緩耳朵內部的壓力。

Step

一邊不開口打呵欠，一邊將耳朵往後及往上拉

1 將耳朵往後拉，做一個不開口打呵欠。

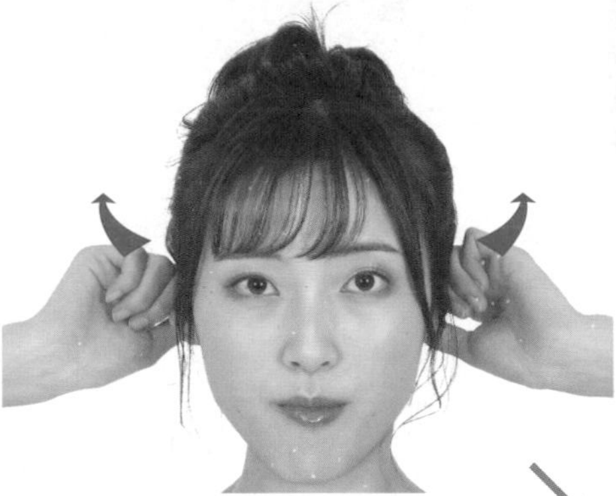

2 再一次不開口打呵欠，同時將耳朵往上拉。

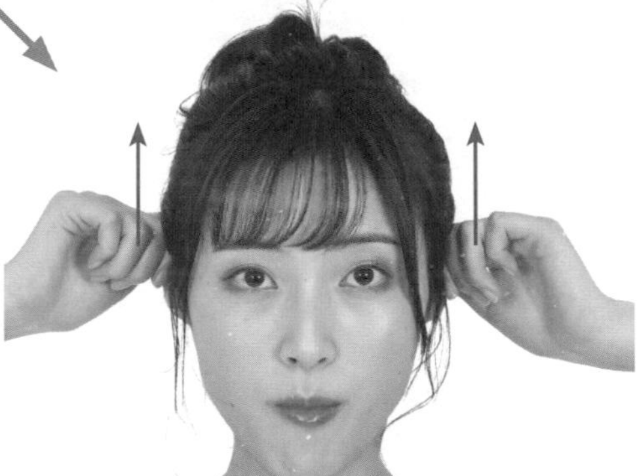

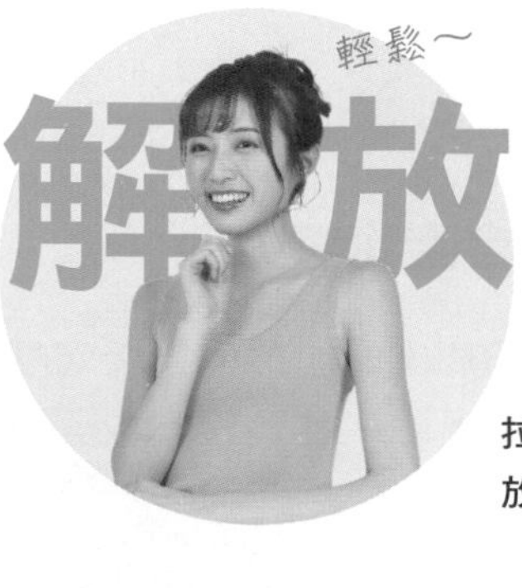

拉一拉耳朵，
放鬆耳朵肌肉！

21 無方向感

頭部白費力
就是主因！

身體與頭部的定位主軸歪了，
變得無法正確判斷位置。

頭歪斜
這是哪裡？
頭部
白費力
白費力
身體與頭的
定位主軸歪
了，方向產
生誤差。

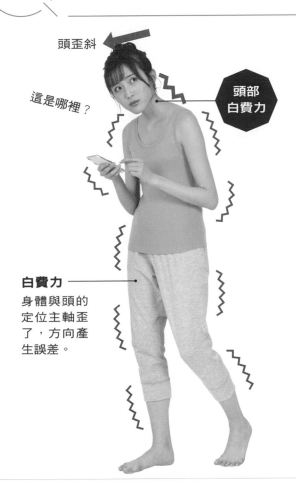

定位主軸歪了，導致判斷方位的基準軸出現誤差

錯誤姿勢，會讓頭及身體的定位基準軸錯位，影響到方向感及五官的感知，導致判斷有誤差。一旦身體無法正確判斷目前的所在位置，心情很快會陷入恐慌，變得更加沒有方向感。

Step 1

一手摸胸骨、一手摸鼻骨，單腳往 12 點鐘方向踏出去

透過雙手感受胸骨與鼻骨的位置，確保頭與身體面對的方向一致，重新定位。

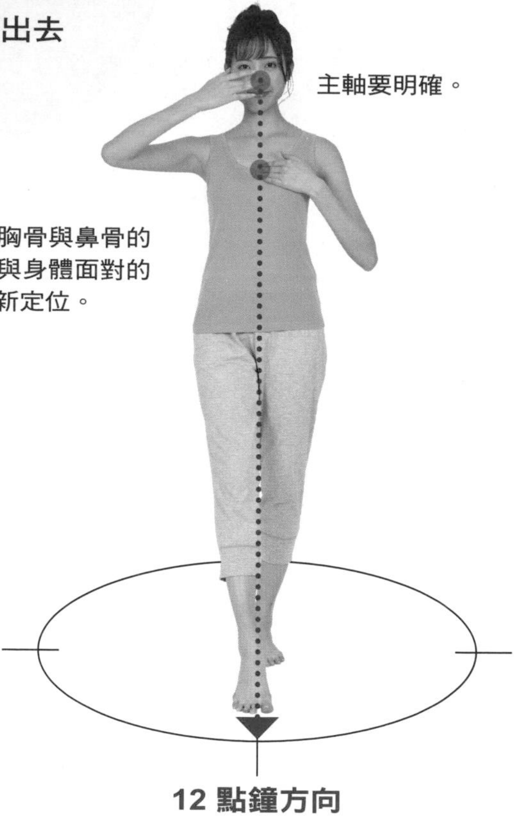
主軸要明確。
12 點鐘方向

Step 2

以 2 點鐘方向為例，先決定一個方向後，再往那個方向踏出單腳

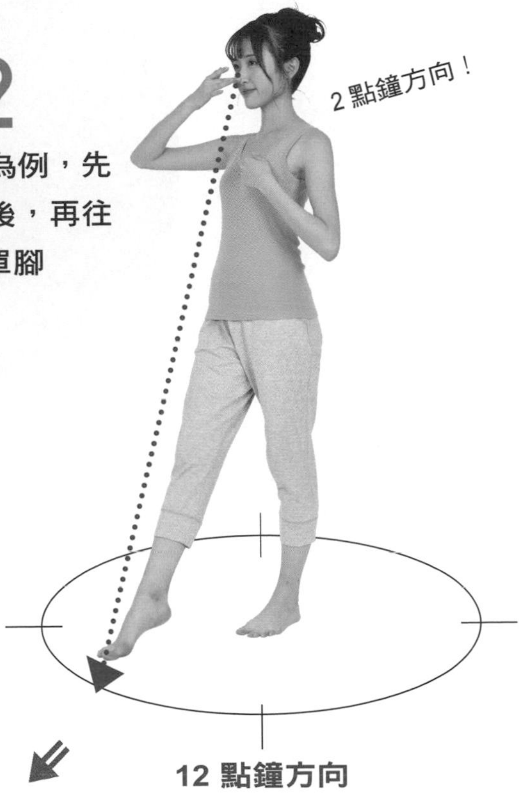

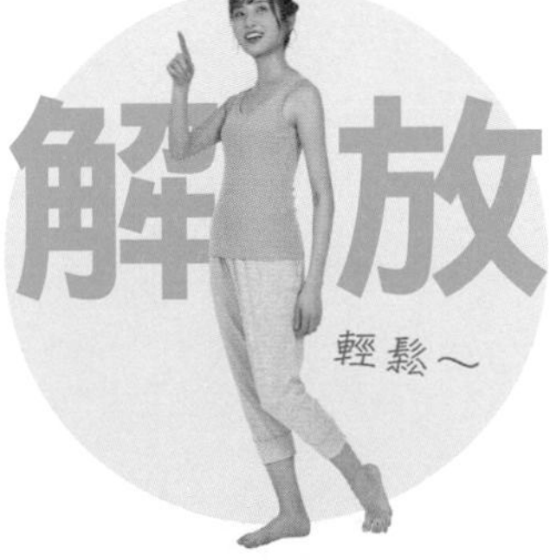

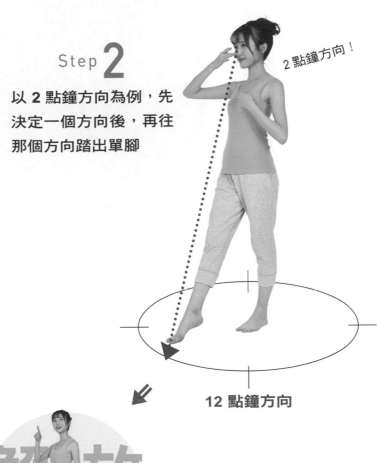

重新認知定位方向基準軸，
修正感覺上的誤差！

22 放鬆的辦公作業姿勢

頭部白費力就是主因！

隨著我們縮脖聳肩，就會變成駝背或前縮這種不良姿勢。

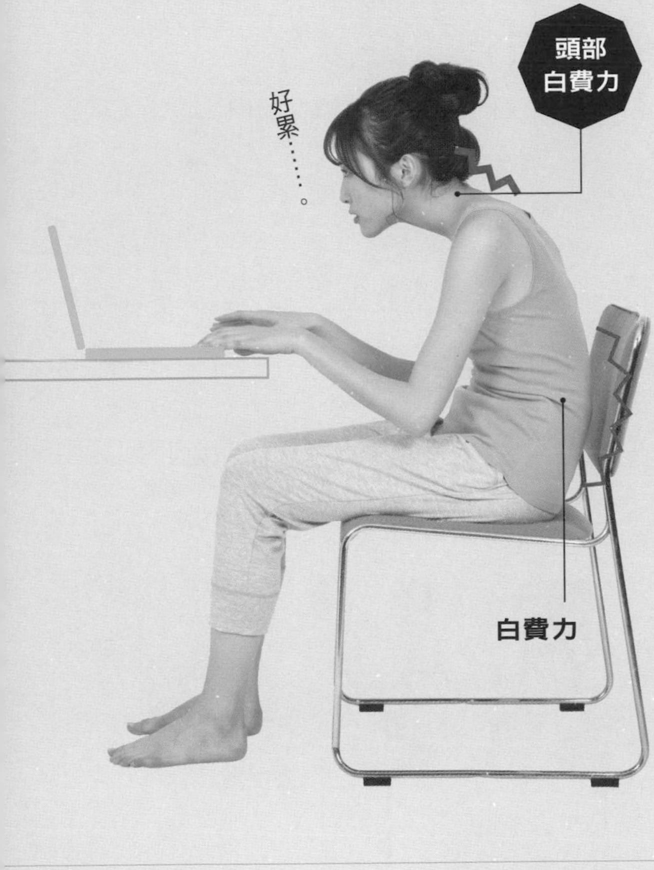

靠螢幕太近

頭會不自覺靠近螢幕，姿勢容易歪掉。只要挺直身體、支撐好頭，稍微前傾，便能清楚看到螢幕，勉強彎腰往前，只會更容易疲累。

上半身不要縮起來，
脊椎打直身體微微往前傾

身體不要往內縮，挺直上半身，自然的微微往前傾。

Step 1

想像骨盆為底盤、脊椎像軸心一樣挺直

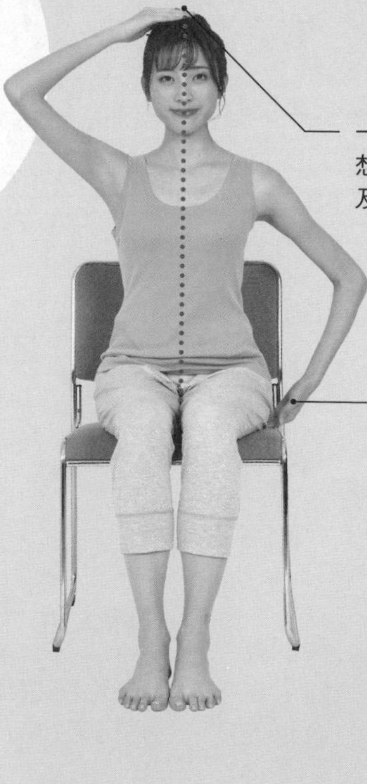
一手放在頭頂，
想像頭正被骨盆
及脊椎撐托著。
一手側放在骨
盆，想像骨盆
的位置。

Step 2

保持脊椎軸心筆直，自然的讓上半身微微往前傾

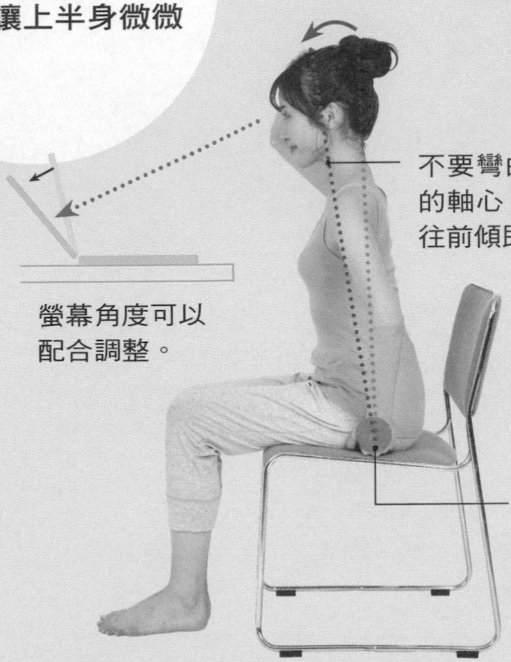
不要彎曲身體的軸心，微微往前傾即可。
螢幕角度可以配合調整。
以骨盆為施力點，身體往前傾。

解放
輕鬆～

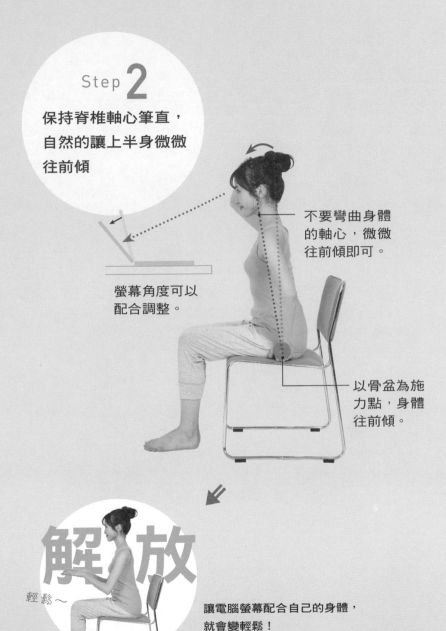

讓電腦螢幕配合自己的身體，就會變輕鬆！

23 放鬆的站姿

頭部白費力
就是主因！

太想要保持正確的姿勢，
反而讓身體過度出力！

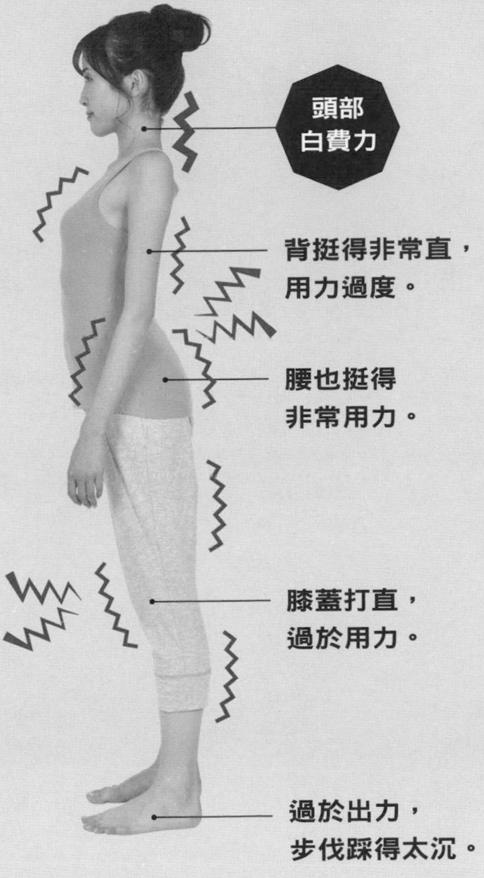
頭部
白費力
背挺得非常直，
用力過度。
腰也挺得
非常用力。
膝蓋打直，
過於用力。
過於出力，
步伐踩得太沉。

過於想保持好姿勢，引發反效果

太過極端的維持好姿勢，反而會在無意間不當使力。光是刻意抬頭挺胸，就已經在過度用力了。其實，我們只要想像，骨盆與脊椎正輕輕撐托著頭部，就可以了。

想著骨盆與脊椎撐托頭，再順順的站立。

千萬不要刻意用力想要維持姿勢不動，有點輕輕搖晃才是正常。

Step

想著骨盆與脊椎正輕輕撐著頭，然後站立

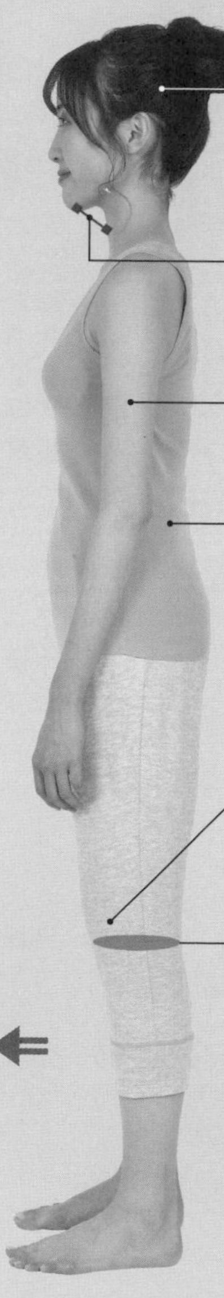
頭部就在骨盆的正上方，正被撐托著。
下顎與脖子之間有一點距離。
不需要刻意注意手臂。
不要過度用力挺腰，一點點彎腰是正常的。
膝蓋有一點微彎也很正常。

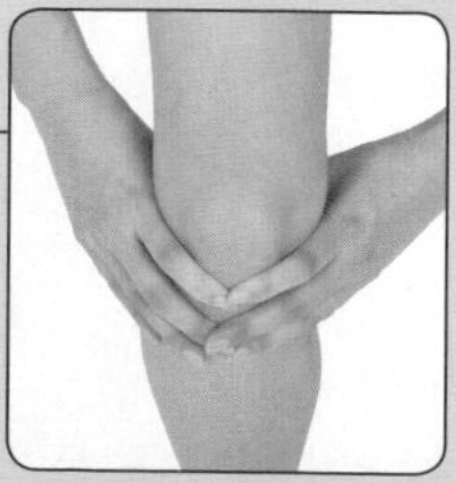

膝關節大概有雙手環住的大小，很有安全感。

基本上運用第 124 頁的放鬆四步驟就可以了！

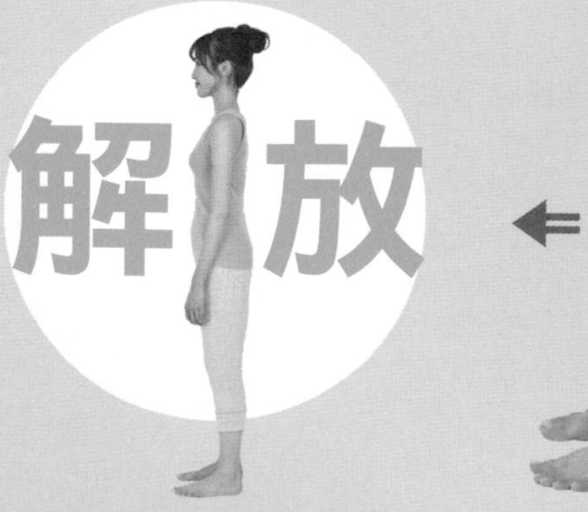
解放

24 放鬆的走路法

頭部白費力
就是主因！

不當使力讓整個人的姿勢都往前縮！
用力踏步、使用腳後跟用力走路，
都是錯的。

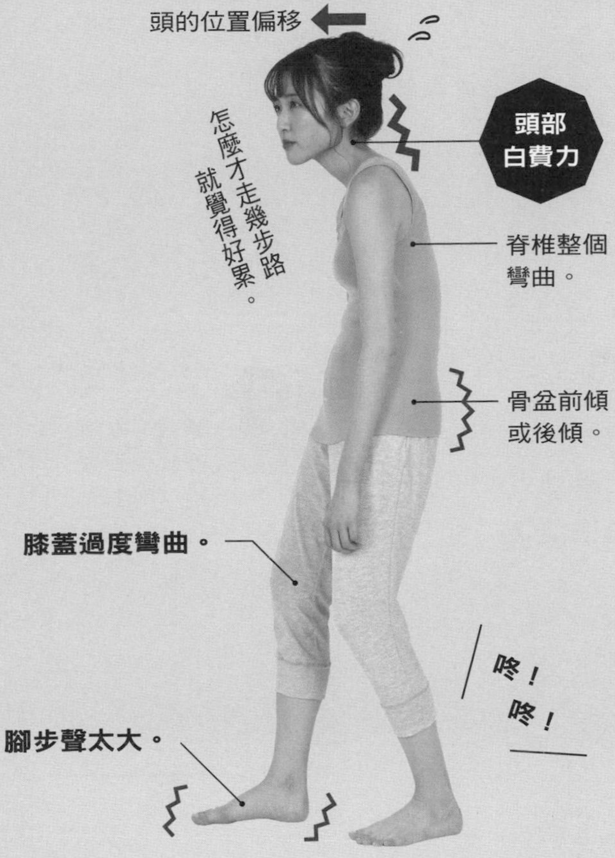
頭的位置偏移
怎麼才走幾步路
就覺得好累。
頭部
白費力
脊椎整個
彎曲。
骨盆前傾
或後傾。
膝蓋過度彎曲。
咚！
咚！
腳步聲太大。

只想著往前走，卻不當使力。

過度在意、滿腦子想著要往前走，踏出步伐時，腳後跟用力著地，身體變成一個往前縮的姿勢，多餘的動作耗費了自己的力氣，自然會產生不必要的疲勞。正確的走路方式，才能讓頭自然放鬆，只要微微前傾，帶著身體自然往前走。

想像自己離地 5 公分漫步走

不要過度集中注意力在下半身，
而是要想著身體重心往上！

Step

想像自己離地 5 公分，再往前走

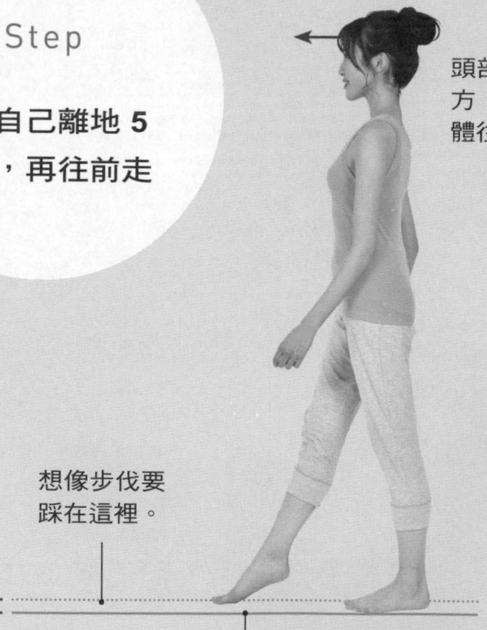
頭部面向前方，帶著身體往前走。
想像步伐要踩在這裡。
離地 5 公分
地板

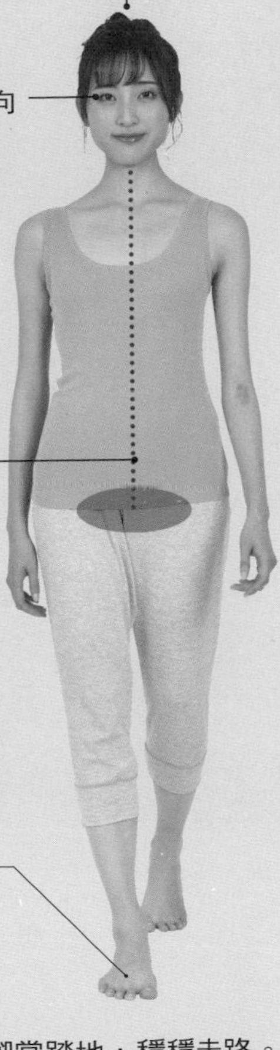
頭部放鬆。
視線朝向
前方。
頭被骨盆及
脊椎撐托。
不要踏
太用力。
腳掌踏地，穩穩走路。

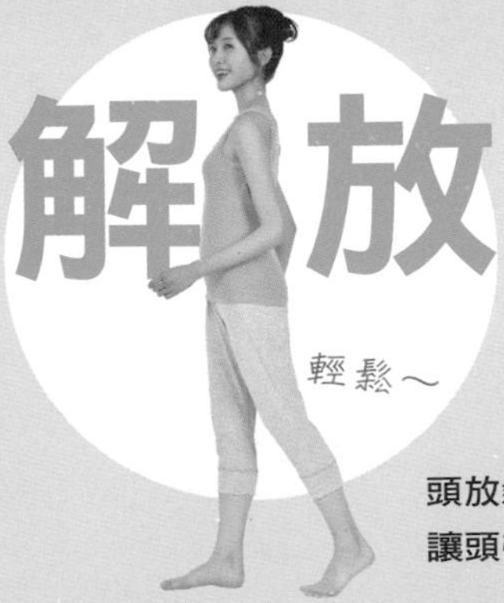
解放
輕鬆～

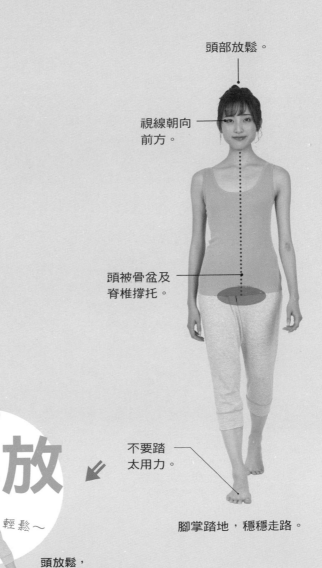

頭放鬆，
讓頭帶著身體往前走！

後記

釋放白費力，頭腦身體都輕盈

我從小就有個疑問：人類到底是什麼樣的生物？

人類和其他生物比起來，非常弱小。即便有些生物的體積跟人類差不多，但是人類沒有尖牙、利爪，沒有敏捷的腳力、不像昆蟲有硬殼及強而有力的下顎，沒有羽毛覆身。光滑的肌膚感覺一被咬，就會受重傷，也沒有禦寒能力，到冬季就很容易凍死。

我一直都很疑惑，數千年下來，人類到底是如何存活至今？我後來終於找到了答案。人類的祕密武器，其實正就是有別於動物毛皮的光滑肌膚。我是這麼想的，當人類進入石器時代，為了生存，生活大都是在追捕獵物、獵物逃跑、再追捕……大部分的動物跑得都比人類快，一旦知道自己被人類盯上，瞬間就會逃跑，直到與人類拉開距離後，才會停下來歇息；而人類會不停追捕，追上獵物之後，獵物則又會開始逃跑。

在重複跑跑停停的過程中，動物會中暑、脫水，體力透支，然後倒下，此時人類再給予致命一擊，這場狩獵就是人類勝利。勝敗關鍵，就在於人類身上沒有毛皮覆蓋，並且會藉由流汗，來調節自己的體溫。身上有毛皮或鱗片覆蓋的動物，沒有流汗的功能，只能靠呼吸來降溫；一旦體溫上升，整個身體就會像陷入燜燒狀態一般難受。

人類明明是最弱的物種，卻能靠著心肺機能的持久力，以及光滑的肌膚獲得勝利。但其實這樣的能力，說不定一開始並沒有被啟用。隨著時間流逝、環境變化、生物的生存競爭、求生本能等影響，才讓人類體內的這項機能覺醒，人類從此才與其他動物，有了決定性的差異。

我在完成本書時，腦中也想起了這一段「人類的進化」。

這套名為亞歷山大技巧的放鬆技術，能開創人類多大的可能？該如何才能讓更多人知道這門技術？諸如此類的煩惱，我苦思了很久。受到池田書店出版社的編輯高橋隆太的青睞，而後有幸能與KWC出版社的員工千葉慶博一起讓內容漸漸成形。期間反覆多次與我討論、說明，不停的將書本內容架構打掉重練，這一路走來，真的是非常艱辛又耗費心力。

本書已是我的第二部作品，受到很多人幫助，才能讓本書順利誕生。尤其能得到解剖學的知名專家坂井建雄的指導建言，真的滿懷感謝，無以言表。

相信各位的身體內部，一定也存有沉睡中的力量，只是礙於長期的白費力，才尚未覺醒。我們需要努力追求的，就是讓這股力量，從沉睡中甦醒。

來吧，放鬆吐口氣，試著從想像自己的頭腦變輕盈、身體變輕鬆開始第一步吧！

亞歷山大技巧指導教師 Aru Quality Pro 執行長／木野村朱美

EASY 106

亞歷山大最高效放鬆法

傳承百年，解決緊張、瞬間抒壓。

作　　者／木野村朱美
譯　　者／黃怡菁
模 特 兒／中野優香（SPACE CRAFT）
攝　　影／蔦野裕
插　　圖／平澤南、中村知史
責任編輯／林盈廷
校對編輯／陳竑惪
美術編輯／林彥君
副 主 編／馬祥芬
副總編輯／顏惠君
總 編 輯／吳依瑋
發 行 人／徐仲秋
會　　計／許鳳雪
版權專員／劉宗德
版權經理／郝麗珍
行銷企劃／徐千晴
業務助理／李秀蕙
業務專員／馬絮盈、留婉茹
業務經理／林裕安
總 經 理／陳絜吾

國家圖書館出版品預行編目（CIP）資料

亞歷山大最高效放鬆法：傳承百年，解決緊張、瞬間抒壓。／木野村朱美著；黃怡菁譯. -- 初版. -- 臺北市：大是文化有限公司，2021.12
288 面；14.8×21 公分. --（EASY；106）
譯自：頭、あご、首、全身の不調に！解放！頭の無駄力
ISBN 978-626-7041-05-5（平裝）

1. 姿勢　2. 健康法

411.75　　110014784

出 版 者／大是文化有限公司
臺北市 100 衡陽路 7 號 8 樓
編輯部電話：（02）23757911
購書相關資訊請洽：（02）23757911 分機 122
24 小時讀者服務傳真：（02）23756999
讀者服務 E-mail：haom@ms28.hinet.net
郵政劃撥帳號／ 19983366　戶名／大是文化有限公司

法律顧問／永然聯合法律事務所
香港發行／豐達出版發行有限公司 Rich Publishing & Distribution Ltd
地址：香港柴灣永泰道 70 號柴灣工業城第 2 期 1805 室
Unit 1805, Ph. 2, Chai Wan Ind City, 70 Wing Tai Rd, Chai Wan, Hong Kong
電話：21726513　傳真：21724355
E-mail：cary@subseasy.com.hk

封面設計／林雯瑛
內頁排版／顏麟驊
印　　刷／緯峰印刷股份有限公司

出版日期／2021 年 12 月初版
定　　價／新臺幣 380 元（缺頁或裝訂錯誤的書，請寄回更換）
I S B N／978-626-7041-05-5
電子書 ISBN／9786267041062（PDF）
9786267041086（EPUB）